JN029133

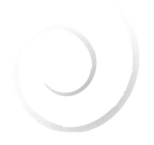

わかりやすい
省察的実践

実践・学び・研究 をつなぐために

三輪建二

昭和大学認定看護師教育センター 客員教授

医学書院

三輪建二　Kenji MIWA

専門は成人教育論、省察的学習論。
1981 年東京大学法学部卒。同大大学院教育学研究科博士課程修了。
博士（教育学）。お茶の水女子大学、星槎大学大学院等での勤務を経
て、2018 年より現職。専門は成人学習論、省察的学習論、専門職教
育論。
主な訳本として『成人教育の現代的実践——ペダゴジーからアンドラ
ゴジーへ』『省察的実践とは何か——プロフェッショナルの行為と思考』
『おとなの学びと変容——変容的学習とは何か』（以上の 3 冊はいず
れも共監訳）のほか、『教師の能力開発——省察とアクションリサーチ』
『教師がまとめる研究論文——量的研究・質的研究・アクションリサー
チ』がある。著書に『おとなの学びを育む——生涯学習と学びあうコ
ミュニティの創造』『おとなの学びとは何か——学び合いの共生社会』な
ど。（上記の訳本、著書はいずれも鳳書房発行）

わかりやすい省察的実践
——実践・学び・研究をつなぐために
発　行　2023 年 3 月 1 日　第 1 版第 1 刷©
　　　　2024 年 10 月 15 日　第 1 版第 3 刷
著　者　三輪建二
発行者　株式会社　医学書院
　　　　代表取締役　金原　俊
　　　　〒113-8719　東京都文京区本郷 1-28-23
　　　　電話　03-3817-5600（社内案内）
印刷・製本　双文社印刷

ISBN978-4-260-05115-6

はじめに

仕事にたずさわる私たちは「学び続ける」ことが期待されている。急激な社会変化のなかで、専門分野の知識・技術をたえず新しくする必要があるからである。学び続ける理由はそれだけではない。特に私たちの多くは、人とかかわり合い、向き合う仕事を専門としており、人びとの関係性やコミュニケーションについて、また自分自身の専門職としてのあり方についてたえず振り返り、学び続けていくことが求められている。

看護職・教育職・福祉職は対人関係専門職

看護師や看護教員をはじめ、幼稚園・小学校・中学校・高等学校の教師、保育士、公民館職員など社会教育施設職員、専門学校教員、理学療法士師・作業療法士、ソーシャルワーカーなど社会福祉施設の職員、カウンセラー、事務職員、自治体職員、さらに市民活動団体など地域コミュニティで活躍する人びと、ビジネス分野のマネジャーや経営者など、人びととかかわり合う仕事をする専門職を総称して、対人関係専門職（対人支援専門職・対人支援職者）と表現することができる。

対人関係専門職の学びは、専門学校・短期大学や大学などの養成段階だけでは終わらない。専門職に就いてからも、私たちは自分の実践をめぐる個人の学び、勤務先や専門職団体が用意する研修プログラムで学んでいる。また、大学院も私たちに門戸を開いている。昼夜開講制、社会人入試制度、通信制大学院など、専門職が仕事と両立させながら学べる制度面の整備も進んでいる。学術的な大学院に加え、高度専門職業人を養成する専門職大学や専門職大学院、および博士課程も社会人に開かれている。

第1部：対人関係専門職における学び

私たち看護職・教育職・福祉職は、人びととかかわり合う対人関係専門職である。私たちが学ぶことがらには最新の知識・技術の修得に加えて、相手との対人関係能力やコミュニケーション能力の向上をめぐるものがある。第1部では対人関係専門職の学びをとらえる視点として3つの論点を取り上げる。

1点目は、対人関係専門職は「省察的実践者」であり、専門職として取

り組む実践についてたえず振り返り（省察し）、次の実践の改善に生かす学びが求められるという視点である。新しい知識・技術の修得に加え、対人関係やコミュニケーションのあり方について、自らの実践を個人あるいは仲間とともに振り返り（省察し）、次の改善策を図るという学びは、対人関係専門職だからこそ求められていると言えるのではないだろうか。

　2つ目は、対人関係専門職は学校教育を修了している有資格者の社会人であることが多く、「成人学習者」であるという視点である。自己決定性や人生上・職業上の経験の尊重、硬くなっている意識を変容する学習など、子どもの学びとは異なる、成人学習の考え方が注目されている。成人学習の視点から対人関係専門職としての学びをとらえると視界はどう広がるのだろうか。

　3つ目は、対人関係専門職が向き合う人びとの多くが知識・技術や人間関係・コミュニケーションについて学ぶ学習者であるとし、対人関係専門職を、人びとの学びを支援する「学習支援者」としてとらえ直すことである。

　第1部での説明や事例の多くは、対人関係専門職の学びのなかで、すでに行われていることがらである。しかしあらためて、対人関係専門職としての学びを、省察的実践と成人学習、学習支援の視点で原理的・根底的に考察することで、今まで見えなかった新たな発見があるのではないかと考える。

第2部：省察的な記録・レポート・論文をまとめる
第3部：実践と研究をつなぐ指導──実務家教員のことば

　対人関係専門職である私たちの学びとして注目されるのが、現職研修や大学院での学びである。第2部「省察的な記録・レポート・論文をまとめる」では、対人関係専門職の論文作成とその指導に焦点をあてる。対人関係専門職が自分の実践を記録に基づいて振り返り、所属機関や専門職団体に研修レポートを提出し、さらに学術性が高いとされる研究論文（修士論文、博士論文など）をまとめる際のポイントについて検討する。

　私たちにとって論文とは何なのかからはじめ、執筆の順番に即して、研究テーマの絞り込み、研究デザイン・研究方法・研究倫理、データの厳密性と適切性、分析・考察・結論の厳密性と適切性について検討する。

　省察的実践者・成人学習者・学習支援者である私たち対人関係専門職が、

大学院の学修で直面するのは、大学院が求める学術的な「厳密性」と、自分がかかわる実践に即した「適切性」をめぐる対立と葛藤である。

研究論文では、科学的な「厳密性」が重視され、私たちは、厳密な研究方法や分析方法とエビデンス（証拠）が求められることが多い。専門職分野の学会で蓄積された先行研究を数多く読み込むことも求められる。とはいえ私たちのなかには、以上の学術的トレーニングを十分に受けていない人びともおり、厳密性のプレッシャーにさらされるうちに、もともとの実践・臨床上の問題意識が薄くなることや、研究論文としてまとめた成果が、実践や臨床の現場に還元しきれないまま終わることがある。

実践・臨床と理論・学術とを橋渡しするにあたっては、高い「壁」があることを見据えながら、できうる限り実践・臨床の視点に立った研究レポート・研究論文のあり方を模索してみたい。

第3部「実践と研究をつなぐ指導——実務家教員のことば」は、論文を指導する教員のうち、特に実務家教員の臨床の知に根差したことばに注目している。インタビュー記録でのことばは、本文中でも引用している。

本書の読者と工夫

本書の主な読者は看護師や学校教師をはじめとする、人びととかかわり合う対人関係専門職である。また、私たち対人関係専門職の研究論文を指導する大学院教員である。対人関係専門職の範囲は広いが、看護や教育、福祉の事例が多くなっている。指導する大学院生がその分野に集中していることもある。

専門的な説明もあり、実践とつなげて考えてもらう意味で、【事例と解説】を多く用意している。【事例と解説】には、筆者のセミナーなどに寄せられた感想や質問を取り上げ、省察的実践や成人学習の観点から私自身が解説したものもある。また各章には、本文の内容に関連する【コラム】、みなさんの実践を振り返っていただくための【問いかけ】も用意している。

それぞれの立場で、事例・解説やコラムにある、わざや臨床の知に根ざした「実践のことば」を読んでいただくことで、省察的実践の意味をよりわかりやすく理解できるようになるならば、筆者にとって本望である。

目次

第2部

省察的な記録・レポート・論文をまとめる ……99

第3部

実践と研究をつなぐ指導　実務家教員のことば ……207

コラム

表紙・本文デザイン　hotz design inc.

第1部

対人関係専門職における学び

第1章

私たちは対人関係専門職として学び続ける

　第1部では、看護職、教育職、福祉職などの人とかかわり合う仕事をする専門職を、広く、対人関係専門職としてとらえ、対人関係専門職とはどのような専門職であるのかを明らかにする。

　また、対人関係専門職が学ぶことの意味についても考える。その際には、対人関係専門職は、複雑な事象や実践について、実践の省察と改善を繰り返す「省察的実践者」の側面があること、そして、人生経験や職業経験をもつ「成人学習者」の側面があることをめぐって検討する。

　さらに、対人関係専門職は、生徒・学生や患者など、かかわり合う人びととの学びを支援する機会もあることから、対人関係専門職には「学習支援者」の側面があるという視点についても検討する（図1-1）。

第1節 対人関係専門職とは

　はじめに専門職一般について定義づけを行い、次に対人関係専門職の説明を行いたい。

専門職とはどういう人か

　専門職（プロフェッショナル）とは、一定の専門性を要する職に就いている人びとのことである。一般には、厚生労働省告示において「労働基準法第14条1項1号に基づき、厚生労働大臣が定める高度な専門知識のある者」（2003年10月22日）で例示されている人びとが専門職であると言えるだろう。たとえば、公認会計士、医師、歯科医師、獣医師、弁護士、一級建築士、税理士、薬剤師、社会保険労務士、不動産鑑定士、技術士、弁理士、そのほかにも「国、地方公共団体、一般社団法人又は一般財団法人その他これらに準ずるものによりその有する知識、技術又は経験が優れたものであると認定されている

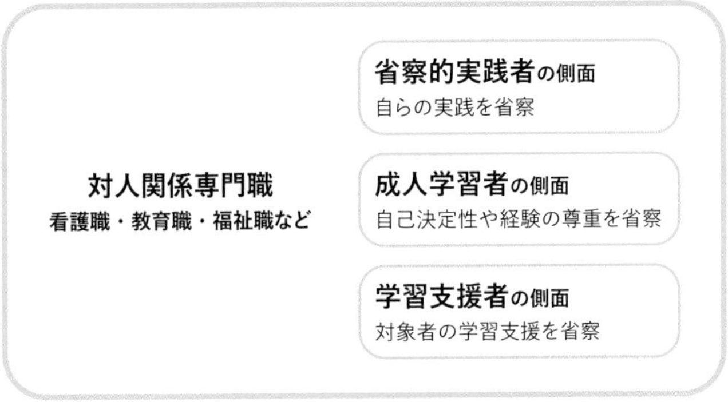

図1-1 省察的実践者・成人学習者・学習支援者としての対人関係専門職

者」があげられる。

　ある職業が社会的に専門職（プロフェッショナル）として認知されるためには、以下の要件が必要とされている[1]。

①仕事の目的において、私利私益目的ではなく、公共的な利益を目的にすること。

②仕事の遂行において、大衆が保有していない高度の知識と技術により遂行することができること。

③専門家協会（professional association）を組織して、自律的に免許と資格を認定し、高度の専門性を維持し更新する研修制度を確立していること。

④政策や行政から独立した自律性をもっていること。

⑤倫理綱領を有していること。

　このように、高度な専門的知識や技術をもつこと以外にも、公共性、専門職集団と倫理綱領、また研修制度の存在が要件になっていることがわかる。

対人関係専門職

　以上の要件を満たす専門職のなかにあって、特に、それぞれの分野での「『対人関係』を核とする職業」[2]に就く人びとのことを、「対人関係専門職」（対人援助専門職）と呼ぶことができる（p.5【コラム　対人関係専門職ということば】参照）。

　たとえば、患者や家族と向き合う看護師、生徒や学生の教育・指導を担当する学校教師、子どもを預かる保育士や幼稚園教諭、公民館・図書館・博物館職

員などの社会教育施設職員、福祉業務を担当する社会福祉専門職、リハビリテーションを担う理学療法士や作業療法士、言語聴覚士、窓口で市民とやりとりを行う自治体職員、コミュニティ活動を進める市民活動団体の人びとは、対人関係専門職である。本書では、こうした対人関係専門職を中心に扱う。

　対人関係専門職が、専門職として位置づけられるためには、先述のとおり、専門職と呼ぶにふさわしい専門的で体系的な知識・技術が存在すること、専門職集団が組織化され、倫理綱領が整備されていること、研修制度が確立していることが必要である。

「遅れてきた専門職」という分類

　とはいえ、専門職にふさわしい専門的で体系的な知識・技術の質という点では、対人関係専門職は必ずしもそうした質がしっかりと確保されているとは言い切れない。専門職としての社会的認知と制度化が遅かったこともあり、対人関係にかかわる知識・技術については、その輪郭は必ずしも明確とは言えないからである。

　生徒・学生や患者など、かかわり合う人びとに対応した対人関係やコミュニケーションをめぐる知識・技術は、法律家や医師などの専門職の知識・技術と比べると、体系的とは言い切れないものがある。対人関係専門職は、相手との関係次第で、その都度ふさわしい知識や技術を示しており、どのような場合にもあてはまる基準だけで対人関係に向き合うわけではない。そのため、時には相手から厳しいバッシングやクレームがつくこと、そのクレーム対応を続けているうちに、専門職性そのものへの自信が揺らぐこともある。

　専門職の分類として、法律家（裁判官、判事、弁護士など）や医師が「メジャーな専門職」と位置づけられるのに対して、対人関係をめぐる教師や看護師、社会福祉専門職（保育士やソーシャルワーカー）などは、「マイナーな専門職」[3]と呼ばれることがあったという。

　日本でも、たとえば、社会福祉専門職である社会福祉士は、その専門職としての制度化が1987年と遅かったことや専門的な知識・技術の基準が必ずしも明確でないこともあって、「遅れてきた専門職」[4]と言われることがある。

column

対人関係専門職ということば

本書の冒頭に、対人関係専門職という、あまり聞き慣れないことばを取り上げようと思った理由や背景を確認する必要があるだろう。

論文検索機能である CiNii Articles で「対人関係専門職」を検索すると、2022 年 8 月時点で 9 本の論文・資料がヒットする。しかしそのうち、私自身が書いた論文や資料が 6 本であることから、このことばは、私自身が積極的に用いて広めている段階であることが見えてくる。私以外の論文では、看護職関係が 1 本、包括的な専門職を対象とするものが 2 本である。

私が、対人関係専門職ということばを重く見る理由は次の 2 つになる。

はじめに、私が現在（2022 年 10 月）勤務している大学院教育実践研究科に進学する現職の専門職を包括的にとらえる表現として、対人関係専門職ということばが適切であると考えたためである。この研究科で学ぶ専門職は、学校教員、幼稚園教諭、保育士、看護学校（短大・大学を含む）教員、理学療法・作業療法専門学校教員、ケアマネジャー、調理専門学校教員、国際理解や障がい者支援の NPO・ボランティア団体職員などである。専門分野だけでとらえようとすると、範囲がとても広く、これらの院生たちをひとつにまとめる視点が見出しにくくなる。門戸をたたく院生たちの声を拾ううちに、大学院では子ども・生徒・学生・保護者・患者・利用者（要介護者・支援を要する人びと）との「対人関係」について「教育」や「学習支援」の視点で、分野を超えて学びたいという思いが共通して見えてきたのである。

多様な分野の専門職が同じ大学院に進み、お互いに学び合いたいと希求する背景に「対人関係」を学びたいという思いが土台にあるとすれば、ここでの専門職をまとめるキーワードとして「対人関係」を取り入れ、「対人関係専門職」ということばを用いることに意味があると思うようになった。

2 点目は、対人関係専門職に共通する学び方、あるいは学習支援のあり方を追究することで、今まであまり見えてこなかった視野が広がるのではないかという考え方をもつようになったことがある。

本書は対人関係専門職を軸にしながら、そのなかに省察的実践者、成人学習者の視点を入れていくという構想でまとめている。その営みは、専門職の学びをめぐる新しい視野の広がりを提供するものになると信じたい。

第2節 対人関係専門職の学び

　それでは、対人関係専門職が学び続ける理由には何があるのだろうか。それ
ぞれの職種における文献によって確認していきたい。

看護師・教師・社会福祉士が学び続けること

　まず、患者と向き合う看護師の学びについて日本看護協会『継続教育の基準
ver.2』では、「看護における継続教育とは、看護の専門職として常に最善のケ
アを提供するために必要な知識、技術、態度の向上を促すための学習を支援す
る活動」[5]と定義されている。また、「すべての看護職は、専門職として、自ら
の責任において、生涯にわたって自己の能力の開発・維持・向上に努める責務
を持つ。看護職は、看護サービスの質の維持・向上と、専門職としての自己実
現を図るために、継続教育に参加する」[5]と述べている。

　子ども・生徒とかかわり合う学校教師の場合には、中央教育審議会答申『教
職生活の全体を通じた教員の資質能力の総合的な向上方策について』では、
「高度化・複雑化する諸課題への対応が必要となっており、学校教育において、
求められる人材育成像の変化への対応」という観点から、「教職生活全体を通
じて学び続ける教員を継続的に支援」[6]することがうたわれている。

　社会福祉専門職でも、厚生労働省『誰もが支え合う地域の構築に向けた福祉
サービスの実現』では、「要援護者やその世帯が抱える複合的な課題に対して、
切れ目ない包括的な支援が一貫して行われるよう、支援内容のマネジメントを
行うこと」[7]が求められている。そのために、養成のほか研修においても、
「様々な福祉分野の共通的な基礎的知識を修得する」ための「福祉分野横断的
な基礎的知識の研修」[7]が必要であるとしている。

　以上のように、今日では、いったん職に就いた対人関係専門職であっても、
継続教育や卒後教育への参加という表現を用いて、生涯にわたり学び続けるこ
とが求められている。この点について、教員についてであるが、生涯発達とい
う考え方で説明しているものがある。

　最初の「教員養成」を充実すれば、その後の教職はうまくいくという暗黙の思
い込み……は古典的な「子ども発達モデル」……に依拠しており、最新の「生涯

発達モデル」……に転換できていないためである[8]。

　学校教師や看護師、社会福祉専門職以外でも、それぞれの対人関係専門職では各施設や所属協会において、初任者・現場の担当者・管理職向けなどの職階ごとの研修プログラムが用意されている。また、すべての職階に共通する、現代的な課題に関する研修プログラムが多く用意されている。

対人関係能力の育成への期待

　対人関係専門職が学び続ける理由には、「チーム医療」「チーム学校」「地域包括支援」ということばに示されるように、多職種が連携して活動するという要請を挙げることができる。専門職集団のなかで通用する知識・技術を修得していくだけでなく、かかわり合う相手をはじめ多職種との連携・協働のなかで、「対人関係能力」の資質・能力を育成することが注目されるようになっている。

　たとえば、看護分野で継続教育が求められる背景には、一方では、「安全・安心の医療・看護の提供」「看護職の多様な背景」「臨床研修等による資質向上の努力義務化」の喫緊の課題が挙げられる[5]。

　他方では、看護師には新たに、「多職種と協働する能力、患者を中心としたチームでのケアをマネジメントする能力等」、あるいは、「多職種との協働を促進するうえで必要な対人関係能力や管理能力」[5]が明言化されて期待されている。つまり、病院での看護実践に加えて、地域での看護に必要な、多職種連携・協働を推進する能力や、チームでのケア・マネジメント能力が求められるようになっているのである[7]。

　学校教師が学び続ける理由として、先ほどの中央教育審議会答申では、グローバル化や情報化、少子高齢化への対応、いじめ・暴力行為・不登校等への対応、特別支援教育の充実、ICT の活用など、社会の変化に応じての喫緊の課題が山積していることが指摘されている[6]。他方で答申では、「これからの学校は、基礎的・基本的な知識・技能の習得に加え、これらを活用して課題を解決するために必要な思考力・判断力・表現力等の育成や学習意欲の向上、多様な人間関係を結んでいく力の育成等を重視する必要がある」[6]とも指摘されている。ここでも、子どもや保護者、NPO や地域の人びとなどとの多様な人間関係を結ぶ能力の育成が強調されている。

　社会福祉専門職については、厚生労働省は「高齢者が可能な限り住み慣れた地域で生活を継続することができるよう、住まい・医療・介護・予防・生活支援が一体的に提供される地域包括ケアシステムの構築」[8]が求められるとしている。さらに、地域包括ケアシステムをめぐる知識・技術を学び続けることが指摘されている。そのうえで、「複合化・困難化した課題に対し、個別分野ごとに異なる者がサービスを提供することが困難な場合もあるため、地域の実情に応じて、分野横断的に福祉サービスを提供できること」[8]も加えられている。ここから、分野横断的なサービス提供のために、人間関係やコミュニケーション能力の育成・卒後教育に対する期待もあることがわかる。

連携・協働をめぐる学びへの期待

　以上の例からすると、対人関係専門職が学び続ける理由としては、一方では、専門的・体系的な知識・技術のブラッシュアップの必要性があること、それぞれの専門職の分野で解決すべき課題が増加し、複雑化していることが見えてくる。

　他方で、「多様な人間関係を結んでいく力の育成」や「多職種と協働する能力」「包括的な支援のためのマネジメント」とあり、かかわり合う人びととの対人関係やコミュニケーション能力、多職種との専門を横断するような連携・協働をめぐる学習への要請があることが見えてくる。

　たとえば、社会福祉専門職においては、分野横断的な連携やコミュニケーション能力に注目し、スペシャリストではなく、「ジェネラル・ソーシャルワーカー」の存在と役割が注目されている。ジェネラル・ソーシャルワークとは、「利用者の営む生活に焦点をあて……ソーシャルワークに固有な人間と環境の交互作用という専門的な枠組みを用いてその実存に迫ること」[9]とされる。

　このように対人関係専門職は、専門的な知識・技術をもつスペシャリストというよりは、かかわり合う人びととのコミュニケーションを大事にし、人びとをつなげる専門職であることがわかってくる。

　こうしてみると、学び続ける対人関係専門職については、学びをめぐって2つの方向性が示されていることが見えてくる。一方では、その専門職分野に必要な専門的知識や技術の習得という学びがある。他方では、かかわり合う人びととの対人関係・人間関係や多職種との連携・協働をめぐる学びへの要請もあ

るのである。

　たとえば、看護分野における多職種との連携・協働として挙げられたものは、必ずしも専門的で体系的な知識・技術の枠組みで括ることはできないため、専門分野を横断する学びという視点が大事になってくるだろう。

第3節 対人関係専門職の資質・能力と学び

　対人関係専門職が学び続けることを、対人関係専門職に求められる「資質・能力」をめぐる議論から見ると、どのようになるのだろうか。

対人関係専門職の資質・能力とは

　学校教師における議論や考え方から見ていくことにしよう。学校教師の資質・能力は、今津によると、以下の6つに分けて考えることができる。

　A：勤務校での問題解決・課題達成の技能、B：教科指導・生徒指導の知識・技術、C：学級・学校マネジメントの知識・技術、D：子ども・保護者・同僚との対人関係能力、E：授業観、子ども観、教育観の錬磨、F：自己成長に向けた探究心である[10]。

　この資質・能力を、対人関係専門職一般に広げて整理すると、表1-1のようにまとめることができる。

　表1-1でのAは、所属する専門職分野での諸問題を解決する技能や、所属機関・所属団体で掲げられている諸課題を達成する技能を意味している。

　Bは、かかわり合う人びと（子ども・生徒、患者、介護の利用者など）に対して適切な指導・助言ができるための知識・技術の修得である。

　Cは、学級・クラス担任、看護係長や師長、ケアマネジャーなど、マネジメントの役割を果たすための知識・技術の修得のことである。

　Dは、かかわり合う人びととの向き合い方のことであり、コミュニケーションなどの対人関係能力のことを指している。

　Eは、教育者、保育者、看護者、介護者などの専門職として大事にしている考え方（看護観、子ども観、介護観など）を省察し、磨いていくことを意味している。

　Fは、これらの資質・能力を根底で支える、いわば源泉になっている。

表1-1　対人関係専門職の資質・能力の層構成

内　容	外からの観察・評価	個別的・普遍的状況対応	ハウツー的
A 問題解決・課題達成の技能 B 専門分野の指導・助言の知識／技術 C マネジメントの知識・技術	易 ↕ 難	個別的 ↕ 普遍的	ハウツー ↕ ハウツーでない
D かかわり合う人びととの対人関係能力 E 対人関係専門職観の錬磨 F 対人関係専門職の成長に向けた探究心			

今津孝次郎：教師が育つ条件．岩波書店, p.64, 2012. をもとに筆者作成

　この6つが「層構成」になっているという指摘も重要になるだろう。**表1-1**のAからCの資質・能力はハウツー的で「外からの観察・評価」がしやすいことや、個別的で具体的なものが多く、したがって研修プログラムのテーマとして設定しやすくなっている。言い換えれば、人とかかわり合う対人関係専門職であってもAからCまでの、外からの観察や評価のしやすい、個別具体的でわかりやすい課題を設定した研修が行われやすいことになる。

　これに対してDからFは、ハウツー的であるとは言えず、外からの観察・評価は難しく、また専門職の仕事の根幹をなしているものである。特に、すべての土台にFの探究心があり、Fの錬磨をおろそかにすると、上層部のAからC、さらにはDやEまでもが枯渇する可能性があるという以下のような指摘もある。

　F〔探究心〕があるからこそ専門職としての自律性が保証されると言える。そして、この源泉が枯渇すればA〜Eすべてが低下する[11]。

　なお、**表1-1**は対人関係専門職の資質・能力と学びをめぐる重要な表であることから、ここだけではなく、本書では繰り返し取り上げる。

ハウツー的・個別具体的で評価のしやすい学びの事例

さまざまな対人関係専門職において実施されている、個別的・具体的な研修プログラム例を取り上げてみよう。

- 看護師・看護教員：コロナ禍での救急医療での対応／病棟での転倒・転落事故と対応／成人看護学における新しい教育法
- 学校教師：いじめ・不登校の対処法／GIGA スクール構想／ICT 教育の推進／主体的・対話的で深い学びの視点に立つ教科教育法／SDGs 教育
- ソーシャルワーカー・ケアワーカー・社会福祉士・介護福祉士など：人手不足の解消と待遇改善／コロナ禍での感染予防策／外国人労働者の受け入れ施策／ケアマネジャーのマネジメント計画
- 保育士・幼稚園教諭：幼保一元化の政策／安心・安全な保育のあり方／預かり保育のあり方／食事の指導
- カウンセラーなど：ADL（日常生活動作）について／スクールカウンセラーの配置／教育相談室の機能

これらは一般的なものと思われるが、A〜C のほうに比重のある内容となっている。つまり、各分野での喫緊で具体的な課題であり、早急な解決が求められているものであり、研修の評価もしやすいものが多いと言える。

とはいえ、課題をめぐるハウツー的な対応に重点が置かれると、D〜F の根本的な問題の解決にはつながらない可能性がある。また、喫緊の課題と言っても絶えず変化しており、毎年の研修テーマが多様化・複雑化するようになっていくのも事実である。

対人関係専門職の根底にあるものを学ぶ

対人関係専門職には、**表1-1** の A〜C にあたる、専門的で体系的な知識や技術の枠組みで括ることはできない資質・能力があり、そのための学びが存在している。研修のテーマを A〜C に集約させて、目の前に見えやすい課題をめぐってハウツー的に学ぶだけに終わるのは十分とは言えない。まだどの課題であっても、A〜C の個別的で表面的なものにとどまるものではなく、**表1-1** の実線で囲んである、D〜F のような、深層や根底にある、普遍的な課題の解決に向かっていく工夫が必要になるのではないだろうか。少なくとも、A〜C が研修テーマであったとしても、それらを D〜F をくぐらせながら提供すること

が求められるだろう。

　普遍的というのは、かかわり合う人びとと人間関係を結ぶこととは何か、自分の対人関係専門職としての信念や思いは何か、専門職としての成長とめざすものは何なのかといった資質・能力を含むものである。

　もう1つ課題がある。D～Fに及ぶ人間関係能力やコミュニケーション能力、対人関係専門職観や探究心をめぐって、たとえ研修プログラムが用意されている場合であっても、それ自身をハウツーとして表面的に学ぶことに終わるならば、資質・能力の根底を支える、普遍的な内容のものを学ぶことにはならない。D～Fにあたる資質・能力の向上とそのための研修のあり方そのものが検討課題になっている[12]。

　以上の論点を確認するために、第2章では、対人関係専門職について、自らの実践を振り返る「省察的実践者」という考え方を検討する。

まとめ

対人関係専門職をめぐる問いかけ

❶ 私たちはそれぞれの分野での専門職ですが、さらに、相手とかかわり合う仕事をしているという意味で「対人関係専門職」であると受け止められますか。

❷ チーム医療、チーム学校、包括的支援、多職種連携が言われる今日、私たちには対人関係能力に対する期待があると思いますか。

❸ 自分の実践を「対人関係能力」「対人関係専門職観の錬磨」「対人関係専門職の成長に向けた探究心」ということばで振り返ると、どのようなことが見えるでしょうか。これらについてふだんから意識されているでしょうか。

❹「対人関係能力」「対人関係専門職観の錬磨」「対人関係専門職の成長に向けた探究心」は、目の前の課題を解決する学び以上に、対人関係専門職の根底にある学びであるという考えをどのように受け止めるでしょうか。何か思い当たる経験などはありますか。

文献
1）佐藤学：専門家としての教師を育てる――教師教育改革のグランドデザイン．岩波書店, pp 34 - 35, 2015．
2）今津孝次郎：教師が育つ条件．岩波書店, p.54, 2012．
3）ドナルド・A・ショーン著, 柳沢昌一, 三輪建二監訳：省察的実践とは何か――プロフェッショナルの行為と思考．鳳書房, 2007．
4）櫻幸恵：多様な実践コミュニティへの参加とソーシャルワーカーの専門職性．高橋満・槇石多希子編著, 対人支援職者の専門性と学びの空間――看護・福祉・教育職の実践コミュニティ．創風社, pp.139 - 158.2015．
5）日本看護協会：継続教育の基準 ver. 2. 2012．
　 https://www.nurse.or.jp/nursing/education/keizoku/pdf/keizoku-ver 2.pdf　accessed 2022 / 09 / 30
6）中央教育審議会：教職生活の全体を通じた教員の資質能力の総合的な向上方策について
　 https://www.mext.go.jp/component/B_menu/shingi/toushin/__icsFiles/afieldfile/2012/08/30/1325094_1.pdf　accessed 2022 / 09 / 30
7）池西靜江, 石束佳子：看護教育へようこそ 第 2 版. 医学書院, p.140, 2021．
8）厚生労働省：誰もが支え合う地域の構築に向けた福祉サービスの実現――新たな時代に対応した福祉の提供ビジョン．
　 https://www.mhlw.go.jp/file/05 - Shingikai- 12201000 -ShakaiengokyokushougaihokenfukushiBu-Kikakuka/Bijon.pdf　accessed 2022 / 09 / 30
9）西梅幸治：ジェネラル・ソーシャルワークにおける生活への視座に関する研究．高知県立大学紀要 社会福祉学部編, 66, 13 - 25, 2017．
10）前掲 2）, p.64．
11）前掲 2）, p.66．
12）対人関係専門職に加えて省察的実践者、成人学習者、学習支援者をめぐる基本的な考え方について、事例や質問をふまえてまとめたものに、三輪建二：「省察的実践」から相手とのかかわり方を問い直す．看護教育, 65（4）, pp.368 - 375, 医学書院 , 2024．

1

私たちは対人関係専門職として学び続ける

第**2**章

私たちは省察的実践者として 学び続ける

　第1章では、対人関係専門職の資質・能力とそれに対応した学びには、評価しやすい内容と評価しにくい内容が、また個別具体的な内容と根底的で普遍的な内容があるという2つの傾向が見えてきた。この点をふまえて、第2章では、対人関係専門職の学びは、省察的実践者としての学びであるということを検討してみたい。

　なお省察的実践の省察は、実践・臨床の現場では、「振り返り」ということばで用いられることが多い。

第1節 技術的熟達者の学びの特徴

　学びの2つの傾向を確認するにあたり、対人関係専門職を、技術的熟達者と省察的実践者に分けて考察してみよう。

技術的熟達者と省察的実践者

　「技術的熟達者」とは、専門職として現実の問題に対処するために、「専門的知識や科学的技術を合理的に適応〔適用〕する」人びとのことである[1]。

　これに対し「省察的実践者」とは、専門的知識・技術を「適用」するのではなく、自らの実践が抱える問題の本質や、それをとらえる信念を「省察」しながら、実践の改善を図ろうとする人びとである。

　技術的熟達者と省察的実践者の性質については、本書全体を通じて、特性を解明していくことになる。まず、わかりやすく対立軸を示すと以下のようになる（図1-2）。

- 対人関係専門職としての知識・技術を「適用」することで終わるのか、それとも、自分自身の実践の「省察」による実践の改善や質の向上をめざすのか

- かかわり合う人びとを単なる対象（クライアント）と位置づけるのか、それとも、

```
                    対人関係専門職
                          │
            ┌─────────────┴─────────────┐
    ┌───────────────────┐   ┌───────────────────┐
    │   技術的熟達者      │   │   省察的実践者      │
    │  • 知識・技術の適用  │   │  • 問題や実践の省察  │
    │  • 対象と自身を切り離す│  │  • 関係性のなかで考える│
    │  • 問題の解決       │   │  • 問題の設定       │
    └───────────────────┘   └───────────────────┘
```

図1-2　技術的熟達者と省察的実践者

関係を結ぶための向き合い方や支援のあり方について、支援者としての自分自身
の実践を省察するのか
• かかわり合う人びとを含めた実践と、臨床の場が抱える諸問題の「問題の解決」
をめざすのか、それとも、何が問題になっているのかを根底から考える「問題の
設定」をめざすのか

知識・技術の適用

　まず、技術的熟達者としての対人関係専門職について検討してみたい。学校
教師を例にとると、技術的熟達者として活動する学校教師は、身につけている
教科内容や方法、生徒指導の知識や技術を、目の前の子どもや生徒に「適用」
し、教育をめぐるさまざまな課題を解決する人と見なされる。

　教員養成の段階から、その考え方は始まっている。学校教師には、教育をめ
ぐる問題に上手に対処する専門家という前提のもと、養成カリキュラムでは、
教育学の分野の基礎的な知識や技術を履修し、応用できるような内容を学ぶ。
そして、教育実習などの臨床の現場では、それらの知識や技術をあてはめ、適
用することを学んでいく。実践や臨床の場でも、かかわり合う人びとへの知
識・技術の適用という姿勢が続いていることになるのである。

　看護師養成カリキュラムでも、保育士養成カリキュラムでも、実習の位置づ
けには同じ構造があることが、以下の指摘でも明らかである。

〔看護〕学生は教室という場で理論を学んでから、その理論に関連する技術をまず最初に練習し、身につけるために、そして次に、その理論を実践で試して確認するために実習に入るのである[2]。

保育実習とは、これまでに養成校で学んできた知識や技能、学生自身が抱く保育像を基礎とし、実践の場における総合的な体験とそれらが結びつくことを通して、保育実践へと応用できる力を養うものである[3]。

以上の指摘は、他の養成課程でも基本的には同じだと言える。学校教師・看護師・保育士・社会福祉士に代表される対人関係専門職の養成課程が、基礎−応用−実習の段階を踏む、技術的熟達者の養成カリキュラムになっていることで、実習だけではなく、実践や臨床の場においても、基礎や応用の学問の知識・技術を適用することが行われてきている。これは、技術的熟達者の養成と研修のモデルであると言ってよい。

表1-1での、A〜Cを中心とする養成と研修が、技術的熟達者の養成と研修のモデルになる。

とはいえ、この技術的熟達者の養成と履修モデルには一定の限界があることが指摘されている。その議論に入る前に、専門学校や短期大学、大学など高等教育機関での対人関係専門職の養成カリキュラムを見ることにしよう。

「基礎科学−応用科学−実用」の考え方

専門学校・短期大学・大学などの高等教育機関における学問・科学には3種類あり、それらは順序性をなしているというショーンの指摘がある[4]。

最初に「基礎科学」があり、教員養成では教育原理、教育社会学や教育心理学などが、看護師養成では基礎看護学が、社会福祉専門職、たとえば、介護福祉士の養成では介護基礎論など、保育士養成では保育原理や社会福祉論などがそれに当たるだろう。

「応用科学」は各領域に分かれており、実践・臨床の現場の「問題の解決」に応用される。教員養成では国語・算数・理科・社会などの教科教育、生徒指導などが、看護師養成では母性看護学や小児看護学、成人看護学などが、介護福祉士の養成ではコミュニケーション技術論や生活支援技術論などが、保育士

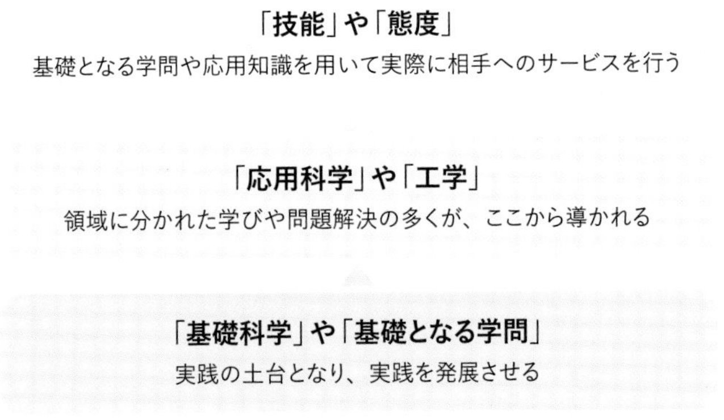

「技能」や「態度」

基礎となる学問や応用知識を用いて実際に相手へのサービスを行う

「応用科学」や「工学」

領域に分かれた学びや問題解決の多くが、ここから導かれる

「基礎科学」や「基礎となる学問」

実践の土台となり、実践を発展させる

図1-3 高等教育機関における学問・科学の順序性

養成では乳児保育論や家庭支援論などが該当するだろう。

　基礎科学や応用科学を学んでからは、実用的な技能や態度の習得があり、実践・臨床の場の問題を解決するためのサービスや実用として位置づけられている。看護師養成では臨地実習が、教員養成では教育実習が、介護福祉士の養成では介護実習が、保育士養成では保育実習が学んだ知識・技術をあてはめる場になる。教育実習や臨地実習、介護実習、保育実習は、養成カリキュラムの最終段階に位置づけられ、基礎科学や応用科学で学んだ知識や技術をかかわり合う人びとに適用していく技能の場という位置づけになるのである（図1-3）。

実践と学問との関係

　学問や科学のこうした順序性は、教員の学内での地位をも決めるものであり、基礎科学に近いほど、「その知を産み出した人びとの地位も高くなる」[4]。

　対人関係専門職が養成段階を経て、臨床現場に携わり、さらに現場の人びとの声に耳を傾けるという知の構造をもっていることは、高等教育機関においては周辺的な位置づけになってしまう。その結果、実践・臨床の場にいる地域の人びとが身につけている、現場ではたらく臨機応変な「わざ」が高等教育機関のなかで取り上げられ、議論される場面はあまりないことになる。

　この学問や科学の順序性は、より大きな視点で見るなら、いくつかの学問の間に上下の順序性が存在することを示すものにもなる。たとえば、医学や法律

学は学問としては基礎科学に位置づけられ、経済学・工学・理学などは、順序としては次の応用化学に位置づけられる。基礎科学も応用化学も、一般化や抽象化、再現性などが求められる。

　これに対して実践・臨床の場に近い看護学、教育学、社会福祉学、保育学などは、必ずしも一般化や抽象化、再現性が重視されない実践的な学問という位置づけになる。対人関係専門職が学ぶこうした学問は、養成を担当する高等教育機関の内部では、学問としては高い位置づけになっているとは言い切れないのである。

　教育学を例にとると、学問としての教育学をめぐる議論は歴史的に続いている。次のような指摘がその一例になっている。

　教育学は学問（科学）たりうるかといった議論は、国内外を問わず何度も繰り返されてきたものである。たとえば、教育学の中でもより質的な研究が取り扱う対象は、多くの場合、一回性が高く、その科学性を担保することが難しいという問題がある。……周知のように、物理学などの自然科学は「再現性」を重視する。しかし教育学は、この「再現性」を担保することが、その研究対象の性質上、容易ではないのだ。このような研究知見の一般化可能性における困難は、自然、教育学は本当に役に立つのかという疑念を、種々の教育現場にもたらすことにもなるだろう[5]。

　こうした状況が続くならば、「教育学は、やがては社会学や歴史学、経済学、心理学等の1つの研究領域へと改称されてしまう」[6]ことにもなりかねない。

　このような実践・臨床の場に近く、親学問で研究できてしまう学問があるのではないかという考え方は、対人関係専門職がよりどころとする学問である看護学、社会福祉学や保育学などにも共通して存在していると言える。

　以上の疑問や問題に対して筆者は、看護学・教育学・社会福祉学や保育学などは、実践・臨床の場に近いからこそ「一回性」「個別性」が高く、簡単には「再現性」が達成できないと考える。またそれだからこそ、自然科学の後追いをするよりは、実践・臨床にふさわしい学問を新たに構築する必要があるのではないかと考えている。この問題については、本書を通じて少しずつ、対人関係専門職が用いる学問や科学の実践的意義の解明へとつなげていきたい。

column

省察的実践者ということば

対人関係専門職も、省察的実践者も、職場や臨床現場でよく使われることばであるとは言えない。特に省察的実践者は、ドナルド・A・ショーンが提唱した reflective practitioner の訳語であり、ことばからして堅苦しいイメージがある。

それでは、私が省察的実践を大事なことばとして、本書のタイトルともしている理由はどこにあるのだろうか。

まず、私は監訳者として、ショーンの大著『省察的実践とは何か──プロフェッショナルの行為と思考』[4]を翻訳した経験から、そこでの基本的な考え方である「省察的実践」を、研究分野だけでなく実践・臨床現場でも広げていきたいという思いがある。対人関係専門職であっても、専門職ということばに影響を受けて、その分野の高度な専門的知識や技術を修得し、「問題を解決するプロ」というイメージで活動している人は意外に多いものである。

しかしながら、私はこうしたイメージに違和感を覚える。特に対人関係においては、相手次第で、あるいは相手との関係性のなかでこそ、専門的知識や技術を用いるという姿勢が必要なのではないだろうか。そのような姿勢や態度を身につけておかないと、専門職は専門的知識や技術をあてはめるだけの「技術的熟達者」に終わってしまうのではないだろうか。

もう1つは、対人関係そのものを専門的知識や技術として修得する傾向が見られることへの、私なりの疑問がある。対人関係であっても、技術的な方法を修得することで、その専門職になれるという考え方がある。知識や技術へのあこがれは、対人関係の修得にまで及ぶ力強いものなのである。とはいえそのような、対人関係をも技術としてとらえてしまうことで、相手との間での臨機応変な対応をせずに技術を適用するという、やはり「技術的熟達者」にとどまる専門職になってしまうのではないだろうか……。

以上は、私の熱き思いにとどまっているかもしれない。それでも省察的実践者ということばを意識することで、対人関係専門職の専門性がいくぶん、あるいは決定的に違ってくる可能性がある。本書は、そのような可能性への期待をこめてまとめたものである。

第2節 知を「適用」する学びでよいか

　実践や臨床の場を、知識や技術、あるいは学問を「適用」する場ととらえる技術的熟達者の実践への向き合い方には、どのような課題があるのだろうか。

適用と方法の目的化をめぐる問題

　1つは、現代社会ではさまざまなことが複雑に絡み合っており、問題そのものが多様であり、不確実で見通しがつきにくいということがある。単純明快な問題があり、それにふさわしい専門的な知識や技術をハウツー的に「適用」すれば解決するとは言えなくなっている。

　また、生徒・学生や患者などかかわり合う人びとに注目すると、どのような相手であっても、対人関係専門職としての知識や技術をそのまま適用し、指示どおりに受け身で動く存在とは言えないだろう。対人関係をめぐる仕事は、知識や技術を、かかわり合う人びとにそのまま「適用」することで終わるような専門職ではないのである。

　もしそのような対応をするのであれば、結果的には、方法そのものを目的化し、そのまま相手にあてはめるだけになる可能性がある。

　ここから、技術的熟達者としての教師像をとらえ直すという立場に立って、発達障がいの子どもと向き合うことを主な仕事の内容とする、特別支援教育の事例を検討してみよう。

--------------------------------- **事例** ---------------------------------

　荒木先生(仮名)は、特別支援学校で知的障がいをもつ生徒たちを教えている。生徒たちの学ぶモチベーションを高めたいと考える荒木先生は、教員研修で手に入れた、「〇〇教育法」を基本に指導案をまとめ、授業で実践してみる。生徒は当初は好奇心をもって授業に参加し、発言もしてくれていた。しかし同じ方法の授業を繰り返していくうち、生徒たちは先生が期待するほどには授業に乗らなくなる。

　荒木先生は、別の新しい教育方法を持ち込んで指導案を作成して授業を行う。目新しい方法で、しばらくは盛り上がるものの、生徒たちはやはり次第に乗ってこなくなる。荒木先生はまた別の教育方法を用いて授業を展開する。

・・・・・・・・・・・・・・・・・・・・・・・・・・・・　解説　・・・・・・・・・・・・・・・・・・・・・・・・・・・・

　授業での一連の教育方法は、荒木先生自身の生徒観や教育観のもとで採用されているわけではなく、また子どもたちの実態にも、授業への期待にも沿うものではなかった。これは、表1-1におけるBの指導法にあたるもので、E・対人関係職観の錬磨にあたる、荒木先生の対人関係能力や子ども観・授業観・教育観で吟味したうえで取り入れたものではなかったのである。荒木先生は、「方法のパッチワーク」[7]にいそしんでいて、子どもをしっかり見ていなかったことになる。

　手に入れた教育方法や理論の適用とあてはめの「方法のパッチワーク」、あるいはこの方法を活用すれば教育はよくなるとする「方法の目的化」という考え方は、このように今もなお数多く行われている。この事例の紹介者は、「方法の目的化」に対し、次のような警告を発している。

〔掲示「方法」をとってみても〕子どもとともに作成し、その子自身が意味を感じる掲示物、集中や学びを促す掲示物だってありえます。方法の目的化は、どの子にも適用できると誤解された画一的指導となってしまう危険性があるのです[8]。

　問題があれば、別の方法を用いて解決すればよいという「技術的熟達者」としての教師像が、今なお影響力をもっていることへの警鐘になっている。

目に見えるものへの「評価」に傾く

　対人関係専門職の実践に対する「評価」でも同じような指摘がある。パフォーマンス評価を意図しているルーブリック作成をめぐる議論を事例に取り上げてみよう。

・・・・・・・・・・・・・・・・・・・・・・・・・・・・　事例　・・・・・・・・・・・・・・・・・・・・・・・・・・・・

　ルーブリックとは、「『目標に準拠した評価』のための『基準』つくりの方法論であり、学生が何を学習するのかを示す評価規準と学生が学習到達しているレベルを示す具体的な評価基準をマトリクス形式で示す評価指標である」とされる[9]。

　対人関係専門職の場合には、主に、学生や研修の受講者の学習到達の度合いを評価する評価基準表のことになる。ルーブリックでは、縦軸（列）に複数

の評価項目・評価尺度を置き、横軸（行）にはその到達レベルや評価の観点を置くマトリクス表が用意される。マトリクス表をとおして、評価項目と到達レベルが明記され、評価プロセスも可視化されている。

　ルーブリックによる評価は、目に見えにくく評価の難しい「パフォーマンス」について、評価の信頼性や妥当性を確保することができるとされている。相手にとっても自分が何を評価されているのかがわかり、目標到達への努力が可能になるとも言われている。

解説

　しかし、ルーブリックによる評価はていねいに扱わないと、技術的熟達者としての評価になりかねない問題がある。というのは、評価項目と到達レベルはあらかじめ授業者や研究者が決定している場合がほとんどだからである。授業者にとっては省察を十分に経ない評価尺度になるだけでなく、相手も授業者の意図を事前に予測して、先回りして回答することが起こってしまうかもしれない。

　ルーブリック評価尺度そのものが悪いわけではなく、評価尺度や評価項目について、項目設定段階あるいは使用段階で、評価する者と評価される者がともに検討し省察し、途中で内容を変更するのを認めるようなものにするとよいだろう。

　表1-1のAからCを重視する、つまり、方法を目的化している技術的熟達者としての対人関係専門職の役割を、ここで否定するつもりはない。とはいえ実際に、対人関係専門職の役割が技術的熟達者のほうに偏っている現状もある。その結果、DからFまでの、対人関係専門職にとって問題の本質につながるものが確認されず、その修得が評価できないという事態が生じている。技術的熟達者としての対人関係専門職像に偏っている現状について、今一度、じっくり検討することから始めても遅くないのではないだろうか。

「高地」と「沼地」というたとえ

　さらに次のような指摘は、技術的熟達者に対する別の角度からの批判として受け止める必要があるのではないだろうか。ショーンは、現代社会における、

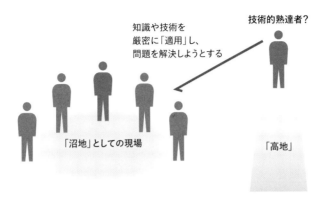

図1-4　「高地」から対象に「適用」する人

対人関係専門職が向き合う臨床の現場を「沼地」としたうえで、沼地から距離を置き、自分の立ち位置を安定した「高地」に置く人びとがいるとしている。そして、高地から知識や技術を厳密に「適用」し、問題を解決する姿勢のままでよいのかという忠告を行っているのである（図1-4）。

　〔沼地ではなく〕高地を選びとるプロフェッショナル〔技術的熟達者〕もいる。彼らは技術的な厳密性に対してあくなき渇望感をいだき、しっかりした専門職能力というイメージに没頭するために、またそうしないと自分がおこなうことが理解できない世界に入っていくのではないかという恐怖心をいだくために、狭い技術的実践にわが身を限定することを選びとるのである[10]。

　技術的熟達者としての対人関係専門職は、自らを変化の少ない安定した「高地」に置き、人間関係の複雑な「沼地」にいる、生徒や患者などのかかわり合う人びとに対し、無意識のうちに自分の専門的な知識や技術をあてはめてしまう存在になりかねない。
　かかわり合う人びとの支援より、自らの専門職としての地位を維持するために、「狭い技術的実践にわが身を限定する」[10]対人関係専門職になるという指摘は、厳しいながら当たっているのではないだろうか。
　知識・技術の「適用」が目的化し、目に見えやすい、評価しやすいことがらの解決を志向し、高地の高みから、複雑な沼地のなかにいる相手を対象にして

しまいかねない技術的熟達者……。このような技術的熟達者としての対人関係専門職の課題に気づき、それを乗り越える視点として、次に、省察的実践者としての対人関係専門職とは何かを考えていきたい。

第3節 省察的実践者としての学び

　技術的熟達者としての対人関係専門職が抱える問題を確認したうえで、次は、省察的実践者としての対人関係専門職とは何かが問われることになる。

根底にある知の省察

　特別支援教育に携わる前述の教師には、技術的熟達者から省察的実践者へという意味で、知の「適用」ではなく「根底」にあるものの「振り返り」(省察)を提案する。

　日々の実践を振り返っての気づきから実践を改善したり、自身の教育観、子ども観(根っこ)を再検討していったりという「振り返り(省察)」を行うことで、専門性が高まる[11]。

　対人関係専門職としての教師は、その都度の、また根底に下りての振り返り(省察)による実践を改善することが注目されている。

　また、看護でも目の前の患者とのかかわりのなかにあって、苦痛の除去や治療というハウツー的な対応で終わるのではなく、看護の「根っこ」への振り返りが大事だという考え方がある。

　病む人を目の前にした看護師も、患者を含む状況とのかかわりのなかで、瞬時にその人にとっての最善に向けたかかわりを生み出している。そのため、技術的合理性モデルにみるような、理論の適用としての実践は在り得ない[12]。

　こうしてみると対人関係専門職は、かかわり合う人びとに知識や技術を適用して問題を解決するのではなく、相手とのかかわり合いについて振り返る(省察する)という意味で、省察的実践者であると言うことができる。つまり省察

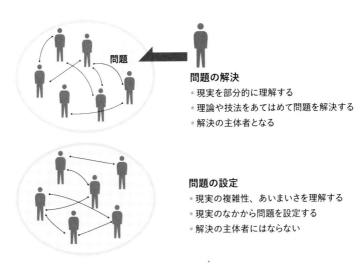

図1-5 問題の解決と問題の設定

的実践者とは、「既存の科学と技術を適用して問題に回答を与える存在ではな
く、複雑に入り込んだ状況の中で実践を通して問いを開き、探究・研究を進め
ていく」人びとのことである[13]。

問題の解決から問題の設定へ

　根底にある知の省察と同じ意味内容を示すものとして、「問題の解決」から
「問題の設定」へという考え方がある（図1-5）。

　〈技術的合理性〉の視点から見ると、プロフェッショナルの実践は問題の〈解決〉
のプロセスである。選択をめぐる問題や決定をめぐる問題を解決するのは、いく
つかの手段の中から、定められた目的に一番ふさわしい手段を選びとることによ
りおこなわれる。しかし問題の解決ばかり強調すると、わたしたちは、問題の
〈設定〉を無視することになる。つまり、どのような解決がよいか、どんな目的を
達成すべきであるかを定義し、選ぶべき手段は何かを決めるプロセスを無視する
ことになるのである[14]。

　複雑で多様な現実社会にあっては、対人関係専門職にとって本質となる、根

底にある問題は何であるのかはなかなかわかりにくい。しかしショーンは、わかりやすい問題の解決だけでなく、問題の設定そのものに枠組みを与えていくことが大事であると指摘するのである。

根底にある対人関係能力・専門職観・探究心の省察

　対人関係専門職が取り組む、本質的で根底的な省察について、表1-1の資質・能力から考えてみることができる。

　私たちには省察というと、教師であれば担当する授業や生徒指導、看護師や介護職員であれば患者や介護される人への対応のあり方を、事後に振り返るというイメージがある。しかし、その場合でも、進め方や対応の仕方がよかったのかどうか、用いていた知識や技術がうまくあてはまったのかどうかという、ハウツーをめぐる省察になることが多い。それでも一定の意味はあるが、ここでは、知識や技術の適用をめぐる省察からさらに、表面には表れにくいことがらをめぐる省察の必要性を確認してみよう。

　表1-1をふまえるならば、AからCまでの、目に見えて評価のしやすい、個別具体的な知識や技術を修得し、かかわり合う人びとにそのまま「適用」すればよいとする技術的熟達者としての学びに欠けているのは、DからFまでの資質・能力をふまえた学び、「D：対人関係能力」「E：対人関係専門職観の錬磨」「F：専門職自己成長に向けた探究心」であると言えるだろう。

　つけ加えるならば、私たちの多くが対人関係専門職であることを念頭に置くと、特にDの対人関係能力は重要な資質・能力にあたる。

　「対人関係専門職」というとらえ方がある。その専門性では、目の前にいかなる子どもや保護者が現れても、かれらとの関係に関して知識・技術を柔軟に応用し、あるいは新たに開発していけるようなダイナミックな能力を発揮できるかどうかが問われる。その観点から言えば、D〔対人関係能力〕が要の基準である[15]。

　それぞれの専門職の研修プログラムは、A〔問題解決・課題達成の技能〕、B〔専門分野の指導・助言の技能〕、C〔マネジメントの知識・技術〕が大方を占めている。A〜Cが中心であっても、D〜Fをくぐらせていくことが、特に、対人関係専門職である以上はDの対人関係能力を重視しながら研修プログラ

ムに位置づけておくことが、結果としてEとF、さらにはハウツーであるA
からCの修得にも役立つという指摘は、貴重だと言えるのではないだろうか。

わざ・暗黙知の省察

　対人関係専門職にとっての対人関係能力、専門職観や探究心は目に見えにく
いという点については、「わざ」(art)や「名人芸」の「秘儀性」[16]ということ
ばで説明することができる。

　たとえばある学校教師が、先輩の教師に対して、「この人は本当にすばらし
い人で、子どもとの向き合い方も上手だし、教え方もしっかりしている人だ
な」と思いながらも、どの点がすごいのか、すぐにはことばで説明できないと
いうことがある。また、その先輩の教師に心がけていることを尋ねても、先輩
教師自身、どの点を工夫し、努力しているのか、ことばに出して説明するのが
難しいことがある。つまり、暗黙知である。

　教え方のすばらしいところは、AからCまでの知識や技術が優れていると
いうこともあるが、それ以上に、対人関係にとって根底的でありながら、表面
に出てこない資質・能力(表1-1のD～F)を身につけ、自然に使いこなしてい
るということになる。つまり、DからFの資質・能力を「わざ」や「名人芸」
として暗黙的にもっていることになるのである。

　ここで大事になるのは、実践と臨床の現場で働く対人関係専門職は、何らか
の理論を臨床現場に「適用」しているのではなく、何らかの「わざ」を身につ
け、臨機応変に現実や対象に向き合っていること、しかも、その事実にふだん
は気づいていないことである。次にある秘儀性とは、気づかないままであるこ
とを意味している。

　〈秘儀性と熟練〉のアプローチは……題材についての熟練を実際の行為で示して
いるけれども、その理由や意味、その熟練の源泉については明かさないのであ
る[16]。

　対人関係専門職は、「わざ」を総動員しながら対応している。問題は、その
「わざ」がふつうは意識に表面化しないという点である。私たちは、すばらし
い「わざ」を行為の最中に臨機応変に用いながら、その「わざ」の存在に気づ

かないことが多い。熟練のわざをもっていても、隠したまま周囲に理解してもらえない状態でいることが、「秘儀性」として批判されるのである。

行為の中の省察・行為についての省察

　私たちは、実践の最中に、「わざ」を駆使しながら対人関係を行っている。「わざ」をめぐる省察には、「行為の中の省察：reflection-in-action」と「行為についての省察：reflection-on-action」の2種類がある。

　私たちはまず、実践の最中に、対人関係をめぐる「行為の中の省察」を行っている。「行為の中の省察」については、次のような説明がある。

　ひとが取り扱う現象は、当惑するか興味深いものであることが多い。その現象を理解するにつれてひとは、行為の中で暗黙のままにしている理解についても振り返るようになる。暗黙のままではなく表に出してそれを批判し、再設定し直し、将来の行為の中で具体化する理解についても省察するようになる行為の中の省察というプロセス全体が、実践者が状況のもつ不確実性や不安定さ、独自性、状況における価値観の葛藤に対応する際に用いる「わざ」の中心部分を占めている[17]。

　次に大切になるのは、実践のあとで、「わざ」を振り返る（省察する）ことである。実践を行ったあとで、その行為について振り返ることは、「行為についての省察」と呼ばれる。行為についての省察については、次のような説明がある。

　ある実践者が……実践〔行為〕について（on）省察するとき、省察の対象は、目の前に在る現象や、もち込んでくる実践の中の知の生成システムに応じて多様である。実践者は判断の土台となる暗黙の規範や認識について、あるいは行動パターン内に暗黙のうちに横たわっている戦略や理論について省察するかもしれない。さらに、ある状況の中である行為を選択しようとする際に用いる感触について、解決しようとする問題に枠組みを与える方法について、あるいはより大きな制度的文脈での自分の役割について省察することもある[18]。

　行為の中の省察と行為についての省察のポイントをまとめると（**表1-2**）になる。

表1-2 行為の中の省察・行為についての省察

行為の中の省察(reflection-in-action)	行為についての省察(reflection-on-action)
• 暗黙のままにしている理解の省察 • 暗黙知を表に出し、再設定 • 葛藤のなかで用いる〈わざ〉の省察	• 判断の土台となる暗黙の規範や認識について省察 • 行動パターン内の暗黙の規範や認識について省察 • ある行為を選択する際に用いる感触について省察 • 解決する問題に枠組みを与える方法について省察 • 制度的文脈での自分の役割について省察

2

私たちは省察的実践者として学び続ける

物語ること・記録をとること

　行為の中の省察と行為についての省察を経ることで、「わざ」は秘儀性をもった暗黙知のままであることはなくなり、表面に出るようになる。表面に出るようになるとは、「わざ」をことばにしていくこと、つまり「わざ」の言語化である。

　「わざ」の言語化には「物語る」という方法がある。自分の実践を相手に向けて報告するというより感情や内面も含めた経験を物語るのである。物語ることで聴き手に経験を理解してもらい、聴き手からのコメントをとおして自分の「わざ」を明確にする学びが展開されるのである。

　私が講師を務めたある教員免許更新講習で小学校、中学校、高等学校、特別支援学校の先生たちがグループになり、「自分にとって印象深い出来事」を話し合ったことがある。参加したある教員は次の感想を寄せている。「他の教員と語り合うなかで、多角的な考えや多様な思いを発見し、共有することができた。それぞれの先生には『教員の歴史』があり、『生徒の成長への願い』があった。……わたしたちのなかには何か化学反応のようなものが起こった。思いを言語化することを私たちは避けてきたきらいがある。今日は経験の言語化という貴重な体験を得たと思う」。

　わざや経験を言語化することとは、自らの実践を展開し、実践の省察を行い、省察内容を抽象度の高いものにし、得られた知見を実践に試み、さらに改善された実践を省察するという流れになる。省察的実践は「具体的経験」から出発し、「省察的観察」と「抽象的概念化(言語化)」を経て「実践的試み」に至るサイクルであると言える(図1-6)。

　自らのわざや経験を言語化するためには、「物語る」以外にも、自分の実践を「記録」をとる作業も必要になるだろう。省察の言語化は、ことばで述べる

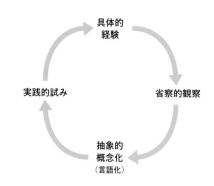

図1-6 省察的実践のサイクル (デイビッド・コルブの経験学習モデルによる)

ことに加えて、実践記録をつけることで、いっそう明確なものになり、相手にも伝わるようになる。教師であれば、保護者向けの学級だより、保育者であれば、保護者向けの連絡帳、看護師であれば、カンファレンスの発言の文書化したものなどがあてはまるだろう。

　自らの実践を「実践記録」として日誌やジャーナルに記録する際には、「出来事を記録する」「次回にどう変えるのかを計画する」「変化を実施したときに何が生じたのかを記録する」「変化がどう機能したのかを評価する」の4段階でまとめるという考え方もある。これは第2部第1章第2節で取り上げたい。

> **まとめ**

省察的実践者をめぐる問いかけ

❶ 自分の実践を省察し、実践の改善を続けるという意味での「省察的実践者」という考え方を、どのように受け止めるでしょうか。

❷ 対人関係専門職の、理論や技術を相手にあてはめるより、かかわりのなかで瞬時に判断し（行為の中の省察）、あとで振り返ること（行為についての省察）をしながら実践的な力量を高めているという考え方で、思い当たることはありますか。

❸ 自分の実践を省察する場合には、物語ることと、記録をつけることと、どちらが得意だと思いますか。あるいは場面によって使い分けることはありますか。

❹ 学生や新人に省察的実践を勧めていく場合、物語ることや記録をつけることをどのように支援していますか。

column

ショーンの省察（リフレクション）への理解

ド　ナルド・A・ショーン『省察的実践とは何か──プロフェッショナル
　　の行為と思考』[4]に監訳者の１人としてかかわってから、20年近くに
なる。本書が少しずつ、私たち対人関係専門職の実践・学びや研究に用い
られるようになっているのは、翻訳を世に問うた１人として喜ばしく思う。

　とはいえ、実際の用いられ方を見ると、新たな課題が見えるようである。
省察（リフレクション）を、ショーンが批判する技術的熟達者の能力開発の
ツールとして活用してしまう傾向が、少しとはいえ見られるのである。

　ショーンは省察を、技術的合理性の発想で「問題の解決」を図る技術的
熟達者の認識論とは対置されるものとして提唱している。「問いをひっくり
返して考えてみるのである。……実証主義の認識論に代わって、〈わざ〉を
中心とする直観的なプロセスに暗黙に作用している実践の認識論について、
探究を深めることにしよう。この実践の認識論は、実践者が不確実で不安
定、独自で価値観の葛藤をはらむ状況をもたらすような認識論である」[19]

　つまり、実証主義の認識論を「技術的合理性」の認識論として批判し、
それに代わるものとして、省察を提示しているのである。

　とはいえ実際には、ショーンの提案からややずれた形で受け入れられてい
る現実もある。たとえば、「省察（reflection）がなんと技術的ツールの１つ
となってしまった」[20]実践例がある。

　省察が、「『私は（あるいは、あなたは）リフレクションがよくできる／で
きない』という二元論での評価につながる」[21]ものになってしまっている事
例もある。省察の本質をおさえながらも、実際には、実践の展開をいくつか
のレベルに分け、そのレベルごとの省察の程度や内容を確認することが反省
的実践（省察的実践）として実施されることもある[22]。

　臨床現場で問題に遭遇し、問題や出来事の奥にある本質をめぐって実践
者それぞれが根底から吟味し、省察を進める必要があるのになあ……と考
え込んでしまう自分がいる。省察の理解とその実践に際しては、ショーンが
何を問題としていたか理解することから始めても遅くないと、肝に銘じてい
る。

文献

1）秋田喜代美：解説 ショーンの歩み——専門家の知の認識論的展開．ドナルド・A・ショーン著，佐藤学，秋田喜代美訳，専門家の知恵——反省的実践家は行為しながら考える．p.214，ゆみる出版，2001．

2）G・ロルフ著，塚本明子訳，ゆみる出版編集部編：看護実践のアポリア—— D・ショーン《省察的実践論》の挑戦．pp.80-81，ゆみる出版，2017．

3）全国保育士養成協議会東北ブロック研究委員会：保育実習指導のガイドライン Ver. IV. p.1，2018．

4）ドナルド・A・ショーン著，柳沢昌一，三輪建二監訳：省察的実践とは何か——プロフェッショナルの行為と思考．p.24，鳳書房，2007．

5）苫野一徳：学問としての教育学．p.22，日本評論社，2022．

6）前掲5），p.13．

7）青山新吾，岩瀬直樹：インクルーシブ教育を通常学級で実践するってどういうこと？ p.129，学事出版，2019．

8）前掲7），p.131．

9）濱名篤：中教審大学教育部会 濱名委員説明資料（2011年12月9日）．
https://www.mext.go.jp/B_menu/shingi/chukyo/chukyo4/015/attach/1314260.htm
accessed 2022/09/30

10）前掲4），p.43．

11）前掲7），pp.135-136．

12）前川幸子：わざ言語が看護教育にもたらすインパクト．看護教育，58(6)，420，2017．

13）前掲4），p.398．柳沢昌一解説．

14）前掲4），pp.40-41．

15）今津孝次郎：教師が育つ条件．p.67，岩波書店，2012．

16）前掲4），p.144．

17）前掲4），p.51．

18）前掲4），pp.64-65．

19）前掲4），p.49．

20）前掲2），p.16．

21）田村由美，池西悦子：看護の教育・実践にいかすリフレクション——豊かな看護を拓く鍵．p.182，南江堂，2014．

22）M・ジャスパー，中田康夫，光成研一郎，山崎麻由美監訳：ナースのための反省的実践——教育と臨床をむすぶ学びのコア．ゆみる出版，2014．

第3章

私たちは成人学習者として学び続ける

　私たち対人関係専門職は、省察的実践者として学び続けることが求められる。同時に、私たちは、学校教育を修了後、その仕事に就いた社会人であり、専門職の仕事のために継続的に学び続けているという意味では、成人（おとな）として学び続けているのである。

　この章では成人学習者としての学びをめぐり、アンドラゴジーの考え方に注目し、自己決定性や経験を尊重する学び、意識変容の学習について検討する。

第1節 アンドラゴジー

アンドラゴジーとは

　成人学習論は、欧米では一般にアンドラゴジーと呼ばれており、「成人の学習を援助するアートと科学」[1]と定義されている。

　アンドラゴジーと対置するものに、「子どもを教えるアートと科学」を意味するペダゴジーがある。アンドラゴジーを提唱したマルコム・ノールズは、成人学習支援の経験を積み重ねていくなかで、これまでの教育論が、ペダゴジー中心になっていることに違和感を覚え、成人には成人にふさわしい学び方があり、教育者にも、成人にふさわしい学習支援があるのではないかと考えて、アンドラゴジーという概念を編み出したのである。

　アンドラゴジーのなかに、「科学」ということばがあることから、アンドラゴジーは理論的な体系と受け止められる可能性がある。しかし、心理学や社会学の知見を土台にしているという点では、科学への志向もみられるものの、他方で、成人学習とその支援という実践を土台にしており、「わざ」「名人芸」「技術」を意味するアートも定義に採用している。

アンドラゴジーは科学でありアートである

　それでは、アンドラゴジーの定義に「わざ」「名人芸」を意味する「アート」があるのはなぜなのだろうか。対人関係専門職を成人学習者ととらえる場合、成人学習者の学習を援助し支える理論は「科学」であると同時に、「アート」と位置づけられている点に注目する必要が生まれる。「アート」が用いられていることは、あらためて省察的実践者としての役割を理解することにつながるからである。アンドラゴジー提唱者の次の問いかけは大切にしていきたい。省察し、試行錯誤しながらに前に進んでいく姿勢が示されているのである。

　成人学習の援助法でわれわれが知っていることは、そのほとんどが名人芸的（artistic）経験の産物になっている。……曖昧さに非常に寛容で、冒険的な精神をもつ者にとっては、今が〔アンドラゴジーと言う〕新しい学問分野の芽生えていく最もわくわくする段階なのである。ここでの雰囲気は、進んで危険を冒し、試行錯誤し、自分たちの過ちから学び、やがて修正されるであろう理論を構築するという姿勢に特徴づけられるべきものである[2]。

　省察的実践の説明でも、「わざ」の秘儀性とその言語化の必要性という考え方があり、その意味では、省察的実践とアンドラゴジーは、重なり合うものであると言えるだろう。

アンドラゴジーの要素

　アンドラゴジーはまた、理論そのものというよりは、成人学習者に対する「仮説の束」[3]から成り立っているとされている。そのアンドラゴジーの仮説の束が、技術的熟達者としての学習での課題をどの程度乗り越えているかについて考えてみることにしたい。

　アンドラゴジーの考え方について、提唱者のノールズは、次のようにまとめている。

　人間が成熟するにつれて、次のようになるととらえられている。① 自己概念は、依存的なパーソナリティのものから、自己決定的な人間のものになっていく。② 人は経験をますます蓄積するようになるが、これが学習へのきわめて豊か

な資源になっていく。③学習へのレディネス（準備状態）は、ますます社会的役割の発達課題に向けられていく。そして、④時間的見通しは、知識のあとになってからの応用というものから応用の即時性へと変化していく。そしてそれゆえ、学習への方向づけは、教科中心的なものから課題達成中心的なものへと変化していく[4]。

　以上の項目については、ノールス自身がペダゴジーとアンドラゴジーを対比した表を示している（表1-3）。

第2節 自己決定性と経験の尊重

　対人関係専門職が、省察的実践者だけでなく成人学習者でもあるととらえるとすると、アンドラゴジーの中核的要素ともいえる自己決定性と経験の尊重の2つは、具体的には何を意味するのだろうか。

自己決定性を育てる

　成人の自己決定性については次の説明が参考になる。

　人びとが自分自身を成人と定義するとき、何か劇的なことがその自己概念に起こってくる……。その自己成就感の主たる源は、今や労働者、配偶者、親、市民として行うことのなかにある。……彼らの自己概念は、自己決定的なパーソナリティのものとなる[5]。

　私たちは成人としてまた社会人としての役割を果たすにつれて、自己概念は成熟し、自己決定性が増加しており、その都度上司の指示を仰ぐということはあまりしなくなる。

　また、対人関係専門職である私たちは、専門職としてだけでなく、労働者、家庭人、市民として自己決定性を発揮している。私たちは成人として、他者への依存的なパーソナリティから、社会人としての自己決定的なパーソナリティをもつようになっているのである。

　成人学習者の自己決定性を尊重する学びは、自己決定型学習と名づけられて

表1-3　ノールズによるペダゴジーとアンドラゴジーの整理

項目	ペダゴジー	アンドラゴジー
学習者の概念	学習者の役割は、はっきり依存的なものである。教師は、何を、いつ、どのようにして学ぶか、あるいは学んだかどうかを決定する強い責任をもつよう社会から期待されている。	人間が成長するにつれて、依存的な状態から自己決定性が増大していくのはしぜんなことである。もちろん、個人差や生活状況による差はみられるが、教師は、この変化を促進し、高めるという責任をもつ。成人は、特定の過渡的状況では、依存的であるかもしれないが、一般的には、自己決定的でありたいという深い心理的ニーズをもっている。
学習者の経験の役割	学習者が学習状況にもち込む経験は、あまり価値をおかれない。それは、スタートポイントとしては利用されるかもしれないが、学習者が最も多く利用する経験は、教師や教科書執筆者、視聴覚教材製作者、その他専門家のそれである。それゆえ、教育における基本的技法は、伝達的手法である。講義、割り当てられた読書、視聴覚教材の提示など。	人間は、成長・発達するにつれて、経験の貯えを蓄積するようになるが、これは、自分自身および他者にとってのいっそうの豊かな学習資源となるのである。さらに、人びとは、受動的に受け取った学習よりも、経験から得た学習によりいっそうの意味を付与する。それゆえ、教育における基本的技法は、経験的手法である。実験室での実験、討論、問題解決事例学習、シミュレーション法、フィールド経験など。
学習へのレディネス	社会からのプレッシャーが十分強ければ、人びとは、社会(とくに学校)が学ぶべきだということをすべて学習しようとする。同年齢の多くの人は、同じことを学ぶ準備がある。それゆえ、学習は、画一的で学習者に段階ごとの進展がみられる、かなり標準化されたカリキュラムに組み込まれるべきである。	現実世界の課題や問題によりうまく対処しうる学習の必要性を実感したときに、人びとは何かを学習しようとする。教育者は、学習者が自らの「知への探求」を発見するための条件をつくり、そのための道具や手法を提供する責任をもつ。また、学習プログラムは、生活への応用という点から組み立てられ、学習者の学習へのレディネスにそって、順序づけられるべきである。
学習への方向づけ	学習者は、教育を強化内容を習得するプロセスとしてみる。彼らが理解することがらの多くは、人生のもう少しあとになってから有用となるものである。それゆえ、カリキュラムは、教科の論理にしたがった(古代史から現代史へ、単純な数学・科学から複雑なものへなど)教科の単元(コースなど)へ組織化されるべきである。人びとは、学習への方向づけにおいて、教科中心的である。	学習者は、教育を、自分の生活上の可能性を十分開くような力を高めていくプロセスとしてみる。彼らは、今日得たあらゆる知識や技能を、明日をより効果的に生きるために応用できるよう望む。それゆえ、学習経験は、能力開発の観点から組織化されるべきである。人びとは、学習への方向づけにおいて、課題達成中心的である。

マルコム・ノールズ著, 堀薫夫, 三輪建二訳:成人教育の現代的実践――ペダゴジーからアンドラゴジーへ, p39, 鳳書房, 2002.

いる。自己決定型学習は、成人学習者は学ぶ内容を、また学び方を、自己決定することができるという考え方を示している。それでは、自己決定性を育み、自己決定型学習を進めるということはどのような意味をもつのだろうか。また、私たちは自己決定性を身につけ、専門職の仕事のなかで、自ら自己決定型学習を行っていると言えるだろうか。

自己決定性についての葛藤状態

　私たちは成人として、社会的役割を果たす場面では自己決定性を発揮するものの、研修の場面では講師から一方的な形で、依存的に学ぶという受動的な学び方をしていることもある。そのポイントを確認しておきたい。

　私たちは、自己学習や研修、大学院での学びにおいては、実際には、なるべく短時間に、知識や技術を効率的に学びたいという学習ニーズをもって参加しており、「ペダゴジー」的に教えてほしいという希望をもつことが多い。他方で、社会人としての、社会的役割における自己決定性を発揮して、講座での学びにあたって「アンドラゴジー」を期待することもある。

　私たちは自己決定性について、以上のような葛藤状態に置かれている。自己学習や研修、大学院の学びの場では私たちは、依存的な学習者役割と、自己決定的でありたいという「深い心理的ニーズとの間の葛藤状態」[5]が生まれているのである。

　そうであるとすると私たちは、成人学習者として、はじめから自己決定的な学習者であるわけではないと自己確認したうえで、「ペダゴジーからアンドラゴジーへ」というプロセスのなかで、自分自身の学びを成長させていくことが意味をもつことになる。

　自己決定性を育てる自己決定型学習についても、次の指摘が参考になる。

　自己決定型学習は、成人教育の到達目標の１つである。……自己決定型学習は学習場面のいかんにかかわらず、学習経験に自発的にかかわるプロセスであり、その経験の中で個人として自由に考えて活動するプロセスであり、その経験について自由にふり返るプロセスであり、そして経験の成果として変容と成長を確認するプロセスである[6]。

　私たちが自分自身を、自ら学び続ける学習者である省察的実践者としてとらえた場合、自己学習や研修、大学院での学びについて、依存的パーソナリティと自己決定的なパーソナリティがともにあるのか、どちらが強いか、そしてその理由は何かについて、振り返ってみるとよいだろう。

自分の経験を尊重する

　自己決定性と並んで、経験の尊重も、成人学習者である私たちの学びの大事な要素になっている。自分自身のアイデンティティを支えている人生経験や職業経験を尊重し、学びに生かしていくことが大事になる。

　経験の尊重は、成人学習者としての自己確認や自己の定義づけと結びついているという次の指摘は、参考になるだろう。

　〔成人は〕自分の職業や労働経験、あるいは、どんな訓練と経験の準備を行い、そして何を達成してきたのかといったことを述べることで、自己を定義づけようとするであろう。……成人が主として自分の経験によって自己の定義づけをするからこそ、彼らはそれに深い価値づけを行う。彼らは、自分たちの経験が活用されないような状況にいることやその価値が見下されていることがわかると、単にその経験のみが拒絶されているのではなく、人間としても拒絶されていると感じてしまう[7]。

　経験を軽視することは、その経験の否定にとどまらず、成人学習者の存在そのものを否定することにつながるという厳しい指摘になっている。

　その人の経験を尊重していくということは、具体的には、成人学習者の人生経験や職業経験を「学習資源」として積極的に活用することである。

　人間は成長・発達するにつれて、経験の蓄えを蓄積するようになるが、これは、自分自身および他者にとってのいっそう豊かな学習資源になる[8]。

　ここでの蓄積された経験には、第1章の表1-1でのA～Cに関するハウツー的な経験も入るだろう。喫緊の課題への対応、教育や指導方法、マネジメントなどの経験については、ハウツーとしての学びに位置づけられる。しかし、そ

れだけとは限らない。ふだんは意識していないが、試行錯誤をしながら局面を打開した経験など、目に見えにくい、より普遍的で根本的な経験をも学習資源として実践や研修中に活用することはできる。

　自らを振り返ってみて、経験の尊重は、自己学習や研修、大学院での学びにどの程度生かされているだろうか。

学習へのレディネス、学習の方向づけ（応用の即時性・課題達成中心）

　アンドラゴジーにおける、自己決定性と経験の尊重以外の要素についても、整理しておきたい。

　「学習へのレディネス（準備状態）」とは、成人にはその時期に対応した「社会的役割の発達課題」があり、その発達課題に対応して、「教育の適時期」があるという考え方に立っている。対人関係専門職が新人、中堅、管理職と段階ごとに研修プログラムが用意されているのも、その段階に応じた発達課題と教育課題があることを示している。これは、対人関係専門職には、解決すべき喫緊の課題があるという、学び続ける教員像や、看護継続教育での指摘とも重なっている。

　「学習の方向づけ」は、子どもの学校教育では、社会人となる準備としての学習が行われており、学んだことをすぐに活用することは、当面の目的には入っていないことが多い。これに対して成人の学習は、養成段階でも現職研修の段階でも直面している仕事上の課題に取り組み、すぐに解決するという目的をもつことが多く、その点では、「応用の即時性」と「課題達成中心」的に方向づけされていることが多いのである。この説明も、対人関係専門職には、解決すべき喫緊の課題があり、課題の達成と問題の解決が求められているという、学び続ける教員像や看護継続教育での指摘とも重なり合っている。

第3節 自分の意識を変容する学び

　経験の尊重および学習資源としての活用は、これまでの人生経験を学習に生かすという点で、私たち自身の成人学習者としての学びのポジティブな側面になっている。これに対して、人生経験や職業経験のなかには、私たちのこれまでの半生で培われた、安定はしているがやや一面的になっている価値観や固定

---

column

実習生と新人看護師──
いつからおとなの扱いになるのか

私自身の経験からのコラムになる。私は大学で、学生を教育実習生として小学校・中学校・高等学校に送り出したあと、1～2回教育実習の様子を見学することとしていた。教育実習では、実習生も生徒から「〇〇先生」という肩書で呼ばれていた。各学校に赴任してすぐ、担任をもって活躍する卒業生も数多くいた。みな、1年次は校内や新人研修で「新人教員」とは呼ばれるものの、生徒からは「〇〇先生」と呼ばれている。おとなという枠組みで考えるならば、学校教育分野では、教育実習生も、新人教員も先生という呼称をとおして「おとな」扱いされていると言える。

　大学院で、看護教員や看護師の大学院生を指導する機会が増え、学校教育とは違う側面が見えてくるようになった。看護実習生は看護学校でも、病院でも、「〇〇看護師」とは呼ばれず、あくまで「実習生」「学生」という名称にとどまることが多いと言う。看護師資格を得て病院などに就職した場合でも、最初の1年は「〇〇看護師」と呼ばれるよりは、「新人看護師」という括りで扱われることが多いと聞いた。実習生・新人看護師という呼び方は、その人を看護師として一人前に扱うことはしないという、目に見えないとらえ方を反映しているのかもしれない。これは、実習生も新人看護師も「おとな」として扱おうとはしない風土があることを暗示していると言えるのではないだろうか。

　看護系大学院生によると、一般に、就職して1年目までは新人看護師扱いで、2年目以降になってようやく「〇〇看護師」と呼ばれるようになるという。「看護実習生を含めて看護師において、一人前としての扱いが遅い理由は何か」をめぐる調査研究はまだ見当たらない。また、看護師一般に見られるのか、欧米ではまた違う認識があるのかは、これから調べてみたい。

　「第3章　私たちは成人学習者として学び続ける」をあえて設けているのも、特に看護専門職にとっては、「看護師の自己決定性」や「看護師経験の尊重」を大事に考えるという点では、意味があると言える。

表1-4　意識変容の学習

子どもの学習は形成（forming）
おとなの学習は変容（transforming）

❶価値体系や信念（経験）をもつおとなの学習者
　〔ある程度教育経験をもった教員の場合〕
❷きっかけとしての人生上の危機（病気、転職、退職、死別、離婚など）
　〔今までの考え方、教え方が通じない〕
❸これまでの信念・価値観が動揺し、再吟味を行う
　〔自分の教え方はどこで身につけたのだろうか、変える必要性はあるだろうか〕
❹吟味の結果として意識変容が行われる
　〔学生中心の教育を自分の教育観に加えてみよう〕

化した「思考の枠組み」につながるものがあるというとらえ方がある。そこで次に、意識変容の学習や関連する考え方に注目したい。

意識変容の学習（表1-4）

　成人学習には、私たちが自らの対人関係専門職観などの思考の枠組みに気づき、枠組を振り返り、あらためて別の思考の枠組を身につける（変容する）ことも、おとなの学びの重要な要素になるという考え方がある。

　この意識変容の学習（変容的学習）についての、パトリシア・A・クラントンの定義を挙げておきたい。

　意識変容の学習は自己を批判的にふり返ろうとするプロセスであり、わたしたちの世界観の基礎をなす前提や価値観を問い直すプロセスである[9]。

　実際に意識変容の学習は、アンドラゴジーが、成人の経験をめぐって、経験の尊重と学習資源の活用というプラス面しか指摘していないことに対して、人生経験や職業が学習にもたらす課題を明らかにするものとして提唱されている。

　なお、定義に「批判的」ということばがあるが、単に自分自身を批判する、つまり問題点を指摘して改善ばかりを考えてしまうというとらえ方では、省察は反省と同じ意味になってしまうだろう。

　ここでの批判的には、根本的・根底的に考えるという意味合いがあると理解しておきたい。

　看護学校教員に、自分の教育実践をめぐる意識変容の経験を聞いたことがある。そこで挙げられた2人の経験談と私の解説を紹介してみたい。

------------------------------ **事例** ------------------------------

教員A　教員養成課程や実習指導者講習会での、受講生同士の学生観の語り合いのなかで意識変容を感じたことがある。学生に対して、「今どきの学生は……」とネガティブな印象をもっていた人も、学生の育ったカリキュラムや時代背景、学生の心を知ることで、学生のとらえ方が変わっていく。価値観の変容のためには、価値観の前提になる背景や知識を得て、他者と語り合うこと、実践をとおして気づきや変容につながると感じた。

教員B　同僚とのコミュニケーションに苦手意識があり、気を遣ったり、学生への教え方について言いたいことが言えない状況下にあった。上司に学生対応について話を聞いてもらうなかで、今までと違う見方や振る舞いについて考えるきっかけとなった。

------------------------------ **解説** ------------------------------

　看護教員に限らず、どのような立場・領域の教員も、一般には、自分たちが受けた学び方・教え方を経験として身につけ、自分が教員になったときは、その教え方を継承することがある。教え方の継承とは、自身の学生時代からも含め、それまで身につけた教え方をめぐる教育観、生徒・学生観のまま教育していることを意味する。そしてそのような価値観のままでいると、自分たちが学生として学んだ頃とは異なる生徒・学生の登場により、今までの教え方が通用しないということになり、対応に当惑してしまい、「今どきの学生にネガティブな印象」をもつことになりかねない。

　しかしこの教員Aは、学生を批判することで終わらせず「学生の育ったカリキュラムや時代背景、学生の心を知る」という作業を行い、学生のとらえ方（学生観）をめぐる意識変容の学習を進めることができている。

　教員Bは、学生対応というよりは同僚教師とのコミュニケーションに問題を抱えている。同僚同士では、それぞれの分野の専門職ということもあり、教え方をめぐっての話し合いはなかなか進まないかもしれない。しかし、今直面している課題は、専門的な知識や技術をどう教えるかだけではなく、今

どきの学生をどう教えるかという、専門分野を超えた教え方をめぐる課題になっていると理解する必要がある。問われているのは、専門的知識の提供ではなく、やはり学生観・教育観になる。上司は、学生観・教育観の省察と変容を促してくれたおかげで、同僚とのディスカッションの内容やポイントが見えてきたのではないだろうか。

対人関係能力・専門職観・探究心をめぐる意識変容の学習

意識変容に関する事例にあるように、意識変容の学習は、これまで身につけてきた、ハウツー的な対処法の価値観、思考の枠組みについてとらえ返し、振り返り、問題を見出したとすれば、それとは異なった新しい根底的な意識や価値観を取り入れる学習を意味している。

言い換えれば、「問題解決・課題達成の技能」「専門分野の指導・助言の知識・技術」や「マネジメントの知識・技術」（表1-1のA〜C）を中心に対応していたことを省察し、「対人関係能力」「対人関係専門職観の錬磨」や「探究心」（表1-1のD〜F）といった根本的な価値観についても省察し、そのうえで、今までの価値観を変容させる意識変容の学習が必要になるのである。意識変容の学習は、より根本的な省察と変容という点では、A〜Cよりは、表面に表れにくいD〜Fをめぐる批判的・徹底的な省察と変容に力点のある学習である。

その意味では、ふだんは見ないままにしている自分の内面を見つめ直すという点で、少ししんどい学びのプロセスになるが、これらがA〜Cの資質・能力の枯渇を防ぐ土台になっているならば、意識変容の学習の意義は小さくない。

メンタルマップの省察

学びをめぐる意識変容と重なるものに、メンタルマップの省察、シングルループ学習からダブルループ学習への省察、信奉理論と使用理論のずれをめぐる省察の考え方がある。

メンタルマップ（mental map）とは、その人の認知の枠組のことである。私たちは一定のものの見方の枠組みをもっている。それは私たちの行為を導くもので、メンタルモデルとも呼ばれている[10]。

たとえば、学生から見て話しやすい教師でありたいと願いながら、時間を経てベテランになるにつれて、教師としての自信やプライドなど、「教師のキャ

リアが邪魔」[11] になるときがある。その場合には、教師としての理想の実現を阻もうとする、自らの「教師キャリア」がつくり出すメンタルマップの枠組みを考え、省察することになる。次の文章が参考になるだろう。

　筆者（安酸）自身の場合、助手になって最初のころはそう苦労することなく、気軽に学生からあれこれお喋りしてきてくれました。ところが、年齢や職位が上がると、どうしても学生は構えますから、できる限り教師側が学生の気持ちに沿って近づくことが大切です。……われわれ教師は、自らが人的環境として、学生の学びのうえできちんとしているかどうかを常に考えなければいけません[11]。

　教師がキャリアを積むなかで、知識や技術を学生に教えることを当然とするメンタルマップを身につけ、それに気づかなくなることがある。安酸は、教師キャリアがつくり出すメンタルマップに気づき、省察する必要性を述べているのである。

シングルループ学習からダブルループ学習への省察と変容

　自分の内部にある認知の枠組み（メンタルマップ）をそのままに、対象に技術や技能をハウツー的に「適用」して、直線的（シングル）に、問題の解決を図ることを、シングルループ学習と名づけられている。

　他方で、問題の解決をめざしつつも、自らの認知の枠組みである信念、あるいはメンタルマップを吟味し省察し、それに代わる新しい考え方や行為の枠組みを取り入れながら問題の解決を図る学習として「ダブルループ学習」が提唱されている（**図1-7**）。

　対人関係専門職が、自らの学びにおいて、**表1-1**のA～Cのほうを重視して、直線的なシングルループ学習で終えてしまうのではなく、自らの「対人関係能力」「対人関係専門職観の錬磨」「探究心」についてしっかりと吟味し、枠組みをとらえ直そうとするのは、ダブルループ学習を展開することである。シングルループ学習からダブルループ学習へというのも、学びをめぐる意識変容の学習である。

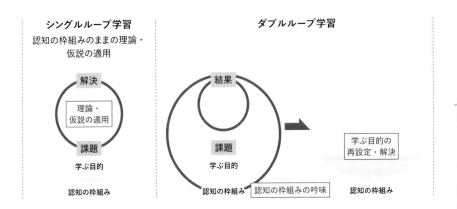

図1-7　シングルループ学習とダブルループ学習

N・アップルヤード, K・アップルヤード他著, 三輪建二訳：教師の能力開発——省察とアクションリサーチ. 鳳書房, 2018.／三輪建二：(2020). おとなの学びとは何か——学び合いの共生社会（増補版）. pp.50-51, 鳳書房. 2020. を参照し筆者作成

信奉理論と使用理論のずれをめぐる省察と変容

　変容に関連するものには、信奉理論と使用理論の考えもある。信奉理論（espoused theory）とは、「頭で信じており、それが『発言された』理論」あるいは「人びとが何を行動するのかを述べるときの理論」である[12]。自分はこの理論を用いていると判断し、それを表明している場合、それは信奉理論になる。これに対して使用理論（theory in use）は、「実践において実際に用いる理論」[12]である。

　信奉理論は、生徒・学生や患者などかかわり合う人びとを含めて、他の人びとに説明するときの「タテマエ」の理論であり、使用理論は、実際の行動のなかで働いている理論であるということもできる[13]。信奉理論と使用理論のポイントをまとめると**図1-8**になる。

　実践場面では、信奉理論を用いているつもりでも、実際には異なる理論になっていることがある。その場合には、気づかないまま用いている使用理論が、実践者のメンタルマップである。たとえば、「○○式グループ・ディスカッション法」を用いることで授業のグループ活動が活発になるという考えは、信奉理論に基づいているが、実施にはその教師が敷いたレールのうえで、教師が教え、生徒がグループ・ディスカッションの成果を答えるという伝達の図式になっている場合、実際の授業は、「教え－学ぶ」の使用理論になっている。

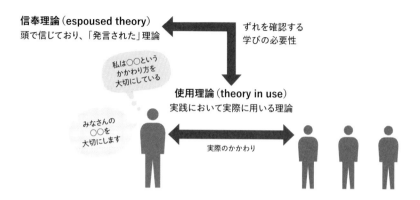

図1-8 信奉理論と使用理論

　信奉理論と使用理論のずれに気がつき、これを修正していくことが、メンタルマップの省察に必要になるのである。なお、信奉理論と使用理論については、第2部第4章のアクションリサーチでも取り上げる。

　意識変容の学習をめぐって、やや抽象的な説明が続いたので、ここでは、私たち対人関係専門職にとっての意識変容の学習について、事例を取り上げてみたい[14]。

:::: 事例 ::::

　ある理学療法専門学校の教師は、国家試験に合格する学生数を維持、向上させることを学校から求められている。そのため教師は、学生には専門分野の知識や技術をしっかり教えなければならないと考えている。とはいえ、学校現場としては、理学療法の知識や技術、理学療法の心構えといったことを積極的に学ぼうとしない学生が増えているという実感をもっている。そこで、そうした学生が能動的に学ぶようになる学習方法を求めて「アクティブラーニング」研修会に参加している。研修会への参加で、能動的な学習を支援する手法やノウハウは身につくようになる。

　この教師の学ぶ動機ははっきりしており、アクティブラーニングの手法を、授業に生かし、学生の学習態度を能動的なものに変えていくきっかけにできるはずである。

　一見すると、この教師には特に問題はないように思われるが、教え方をめ
ぐる意識変容の学習という点で解説を試みてみよう。

　ここで問題があるとすれば、まず学生の学習態度が積極的ではなく受け身
になっているとして、学生の側に問題があると決めている点がある。そのた
め、教師が今までの自らの教え方について、思いをめぐらすという姿勢があ
まり見られない。そして、学生の学習態度が能動的になるために、アクティ
ブラーニングの手法を身につけ、それを実践すれば学生の学習態度の改善が
見られるはずだという考え方も問題と言えるだろう。もしこの考え方のままで
あるとすると、アクティブラーニングの手法を取り入れて授業を展開したもの
の、学生の態度が改善されない事態が生じた場合、その教師は、「今どきの学
生は学ぶ姿勢が身についていない」とさらに学生を批判する可能性がある。
あるいは、また別の手法を身につけ、授業の方法に導入して、学生の学習態
度の改善を図ろうとするかもしれない。

　ここで重要になるのが、教育手法を学ぶことよりも、自分自身の教え方を
めぐる意識変容の学習になるのではないだろうか。

　つまり、今までのような教え方では学生が積極的に学ばないという事態に
直面したとき、学生に責任を転嫁する前に、自分の教え方についての吟味が
必要になる。今行っている教え方はいつから身につけたのだろうか、今まで
の教え方が通用しなくなったのはなぜなのだろうか。どの点を変えると、こ
れまでとは異なる教え方になるのだろうか。アクティブラーニングはたしかに
注目される手法であるが、それは自分のこれまでの教え方とどの点が同じで、
どの点が異なるのだろうか。新しいアクティブラーニングの手法を、これまで
の自分の教え方に取り入れることで、自分自身の教師としての役割には、ど
んな変化が生まれるのだろうか……。

　教え方をめぐる意識変容の学習は、学生に責任を負わせるよりも、自分自
身のこれまでの教え方を過去にさかのぼって吟味することで、再検討するプ
ロセスを含んだ、省察的な学びになるのである。

3　私たちは成人学習者として学び続ける

まとめ

成人学習者としての学びをめぐる問いかけ

❶ 教育には、「子どもを教える」を中心とするペダゴジーだけではなく、「成人の学習を援助する」アンドラゴジーがあるという説明は、教育や指導に対するあなたの姿勢に変化をもたらしましたか。

❷ 「自己決定性」の要素は、成人に加えて学生など若者の学習支援にも役立つという考え方をどう思いますか。

❸ 学習者の「経験の尊重」について、経験を軽視すると、学習者自身の軽視につながってしまうという指摘で思い当たることはありますか。

❹ 考え方や指導の仕方をめぐる意識変容の学習の経験はありますか。それは何をきっかけに行われましたか。

文献

1）マルコム・ノールズ著, 堀薫夫, 三輪建二訳：成人教育の現代的実践——ペダゴジーからアンドラゴジーへ. p.38, 鳳書房, 2013.
2）前掲1), p. iii .
3）岩崎久美子：成人の発達と学習. p127, 放送大学教育振興会, 2019.
4）前掲1), p.40.
5）前掲1), pp.41-42.
6）P・クラントン著, 入江直子, 豊田千代子, 三輪建二共訳：おとなの学びを拓く——自己決定と意識変容の学習を求めて. pp.76-77, 鳳書房, 1999.
7）前掲1), pp.49-50.
8）前掲1), p.39.
9）前掲6), p.204.
10）N・アップルヤード, K・アップルヤード他著, 三輪建二訳：教師の能力開発——省察とアクションリサーチ. p.85, 鳳書房, 2018.
11）安酸史子, 北川明編：経験型実習教育ワークブック. p.22, 医学書院, 2018.
12）前掲10), p.87.
13）関口靖広；教育研究のための質的研究法講座. p.142, 北大路書房, 2013.
14）三輪建二：おとなの学びとは何か——学び合いの共生社会（増補版）. pp.50-51, 鳳書房, 2020.

第4章

私たちは学習支援者として
学び続ける

　対人関係専門職がかかわり合う子どもや生徒、学生、保護者、患者、介護の利用者やその家族なども、それぞれの立場で、直面している課題について省察し、改善策を考え、実践し、また省察するという意味で、学び続ける存在である。

　したがって対人関係専門職は、それらのかかわり合う相手の学びを支援する「学習支援者」であると言える。つまり、学習支援者としての自分のあり方を学び続ける存在であるということになる（図1-9）。

　かかわり合う相手を「教える」「教育する」視点で書かれた文献やガイドブックは多くある。しかしここでは、対人関係専門職は、かかわり合う相手の学びを支援する「学習支援者」であるという考え方について検討したい。

学習支援のあり方を省察し、改善して実践し、また省察を続ける学び
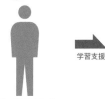
対人関係専門職

かかわり合う人びとへの学習支援の
あり方という課題をもつ

自らの課題を省察し、改善策を考えて実践し、また省察を続ける学び
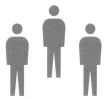
対人関係専門職が
かかわり合う人びと

直面している課題をもつ

学習支援

図1-9　学習支援者としての対人関係専門職

第1節　人びとの自己決定性が育つ学習を支援する

　対人関係専門職がかかわり合う相手には、保護者、患者、介護の利用者など
の成人がいる。彼ら・彼女らを成人学習者ととらえると、第3章で述べたアン
ドラゴジーの学習支援を行うという考え方があてはまる。

　これに対して子どもは、生徒であれ、患者や介護の利用者であれ、子どもの
学習者であり、したがって「教える」というペダゴジーの考え方があてはまる
ことになるだろう。それでは、専門学校・短期大学・大学で学ぶ学生は成人学
習者であると言えるのだろうか。また、自己決定性、経験の尊重というアンド
ラゴジーの考え方は学生にはあてはまるのだろうか。

若者の潜在的な自己決定性

　「今どきの若者は受け身の学習者であり、積極的に知識・技術を学ぼうとし
ない」という教員の意見をよく聞くことがある。

　とはいえ、そのような判断は、自分が受けてきたペダゴジーの教育観をその
まま現在の若者に投影していると言えるのではないだろうか。また、法律上の
成人の概念にとらわれ、学生の自己決定性や経験の度合いについて、慎重に検
討する作業が不足していると言えるのではないだろうか。

　たとえば現在の若者は、一般的にスマホ・タブレットの活用は得意である。
スマホ・タブレットを授業中に禁止にするのではなく、ある課題についてイン
ターネットから得られた情報に基づいて話し合うことで、学生を成人学習者と
してとらえ、その自己決定性を尊重し、育てることは可能になるだろう。

　以下の看護の授業や実習をめぐる文章にあるように、今まで身につけた教育
観や学生観だけで判断せず、つい叱りたいと思うような学生に対しても、学生
にはそれなりの理由があるとして、その潜在能力としてある自己決定性を尊重
し、育てていくことが意味をもってくる。

　こうあるべき、こうあってほしいという教員の願いが強ければ強いほど、空回
りし、学生の思いとずれが生じることはよくある。伝えようと焦るより、聞い
て、待つことのほうが、学生から思いがけない言葉が引き出せたり、新たな発見
があったりする[1]。

〔叱りたいことがあっても〕必ず学生なりの理由がある。……忙しそうな看護師には報告のタイミングを見つけることがいかに難しいか。一方的に決めつけられると言えなくなってしまう学生がいかに多いか。……〔学生の〕持っている潜在能力のすごさと同時に、それを実習の場で発揮することの困難さをまざまざと痛感させられた[2]。

看護師経験を経て、大学院で成人学習について学んだ寺本美欧氏と私の対談に即しながら、自己決定性と自己決定型学習について考えてみたい。安心・安全が求められる看護の現場では、社会的な要請が強い影響もあるのだろうか、どのような新人であっても、何も知らない存在として、ゼロから指導する傾向があるようである。

三輪　成人教育学〔成人学習論〕は学習者の豊かな経験を生かし、学習者本人が「育つ」ことを重視します。つまり、新人を〔何も身につけていない〕未熟者としてとらえるのではなく、1人の社会人としての自己決定性を認めながら自ら育つことをめざすのです。

寺本　看護の現場では、学校を卒業し入職すると、せっかく学んで身につけた知識や考えが一度ゼロに戻ってしまうような感覚があります。皆ひとくくりに「新人さん」として扱われ、その人がこれまでどのような学習をしてきたかが軽視されがちです。

三輪　成人教育学では、「新人さん」扱いをするより、本人が自発的に学んで伸びていくような支援をすることを理想とします。勤務する中での経験や患者さんとのかかわりを通して、学習者が自ら学習の必要性に気づき学ぶサイクルを作るほうが、指導者が「これもあれも教えなきゃ」と焦って介入するよりも有益だと考えるからです[3]。

社会人経験を経て看護師となったある看護教員からも、学生時代に白紙状態として最初から教わることを苦痛に感じたというお話を伺ったことがある。社会人経験者はもとより、高校を卒業してすぐの学生であっても、「ゼロ（白紙状態）」として扱うことには問題があることがわかる。

到達目標としての自己決定性

　かかわり合う人びとに、自己決定性が最初から身についていると考えるのではなく、授業や実習をとおしてかかわり合う人びとの自己決定性が成長していくという視点も重要である。自己決定性の修得や自己決定型学習ができることを学習の出発点ではなく、到達目標として位置づけるのである。あるセミナーで、看護学校の教員から出された自己決定性をめぐる感想と、私のコメントを事例として取り上げてみたい。

--------------------- 事例 ---------------------

参加者　自分自身が「これからはすべて自己決定を！」と言われると、誰もいない広大な野原に放り出されたような気持ちになります。自己決定型学習には自分を見つめ直す覚悟と責任が生じているように思います。そのため、この考え方をスタート位置として導入できるかどうかは、対象によって個人差があると思いますし、簡単ではないと感じます。

--------------------- 解説 ---------------------

三輪　はじめに、20歳前後の学生であっても、成人学習者であるとして、学生の自己決定性を大事に育てるという考え方が重要になると思います。

　次に、「自己決定性は学生が就職する看護の現場において大事である」という、看護専門職観があるとよいと思います。患者は、医師や看護師に依存して病気を治すのではなく、自分の力で病気を治していくという点では、患者の自己決定性が求められています。もしそうであれば、自己決定的な患者を育て、支える看護師も、看護のケアにおける自己決定性を尊重する態度を身につけておくことが求められるでしょう。つまり、看護学生は、授業や実習のなかで、そうした自己決定性を身につけていく必要があります。それが、看護専門職の本質につながると考えるとよいと思います。

　3つ目は、学生がはじめから学習活動をめぐる自己決定性（自己決定型学習）を修得していると考えてしまうと、そうでない学生が実際には多いので、今の学生は、と批判的になってしまうようです。そこで自己決定性を学習の「到達目標」に位置づけて、学生が自己決定型学習を身につけていくプロセスを用意していくことが必要になります。最初は教える一辺倒であっても、少し

表1-5 ペダゴジー信奉者とアンドラゴジー信奉者

	教育／学習支援のとらえ方	教育／学習支援のあり方
ペダゴジー 信奉者	教育とは知識・技術を教え込むこと(ペダゴジー)であると信奉する	• 参加者の自己決定性や経験の尊重の考え方は、不安で受け入れられない • アンドラゴジーを試みても、元のペダゴジーに戻る
アンドラゴジー 信奉者	成人であれ若者であれ、自己決定性や経験の尊重を信じて学習支援を行う	• 参加者に合わせてペダゴジーから出発するのを認める • 参加者が自己決定性や経験の活用をすぐに実現できなくても不安を感じない • 特に自己決定性は到達目標と考え、少しずつ自己決定性を身につけられるよう支援する

ずつ話し合いの時間を取り入れる、実習での記録でも、先生の評価を気にしなくても大丈夫という学習環境をつくるなどの積み重ねをしていくとよいのではないでしょうか。

　4点目は、あくまでも学生を信頼することです。看護教員は対人関係専門職であり、また学生が省察的実践者・成人学習者であるととらえるならば、学生を教える相手とするのではなく、学生の学びと成長を辛抱強く見守り、またともに考え、ともに成長していくという形でかかわり合うことを大事にするのがよいと思います。

ペダゴジー信奉者からの脱却

　アンドラゴジーの学習支援の大切さを「信奉理論」(第3章)として理解していても、実際の「使用理論」は教え込みのペダゴジーになっていることがある。つまり、教える役割にこだわり、教え込もうとする教師も少なくない。学生の自己決定性、経験の尊重、意識変容について考慮せず、ひたすら教え込もうとする教師については、「ペダゴジー信奉者」[4]とやや批判的に呼ばれることがある(表1-5)。

　そこで、かかわり合う相手の自己決定性と自己決定型学習をめぐる事例と私の解説を取り上げてみよう。

　「みなさんは自身のことを、これまで、教えたい内容をひたすら教えてきた"ペダゴジー信奉者"だと思いますか」という問いかけを行ったところ、次のような感想が寄せられた。

感想1「とても思う」です。「教えなきゃ！」という気持ちで失敗した経験が

あると、「この方法はだめだったからあの方法にしよう」と思ってきたように

思います。何か働きかけないと、何もしていないと言われるのでは、という強

迫観念が根強くありました。

感想2「まったく思わない」です。看護学生の臨床実習指導場面の出来事を

思い出しました。実習を通じて患者とかかわりながら、患者のために自分が

できることは何かと看護を考えるなかで、自ら主体的に学びを追求する姿を

何度も見てきました。教師は、学生が学びに気づくための伴走者であると考

えます。

・・・・・・・・・・・・・・・・・・・・・・・・・・・ 解説 ・・・・・・・・・・・・・・・・・・・・・・・・・・・

三輪　感想1で言われる強迫観念の存在は、教えなければというペダゴジー信

奉者になりかねないことを示しています。そうなる理由は、ご自身の学生時代

のペダゴジー的な教わり方の経験、カリキュラムをこなさなければならない心

理的プレッシャー、国家試験合格者を増やすという使命などがからみあって、

強い思いとして表出されているのだと思います。

　私が翻訳にかかわったノールズの『成人教育の現代的実践―ペダゴジーか

らアンドラゴジーへ』[4]にも、ペダゴジー信奉者のことが書かれています。

　私はここでひとつの警告を発しておきたいと思う。それは、ペダゴジー・

モデルに深い忠誠心と思い入れをもっているペダゴジー信奉者（ideological

pedagogue）は、アンドラゴジーの考え方が現実的なときにも、それを過小

評価したがるかもしれない、そして、学習者が自己決定的になってからも

ずっと学習者を依存的な状態のままにしたがるかもしれない、ということで

ある[4]。

　とはいえ、学生の自己決定性や経験を引き出すことや、意識変容の学習を

促すことは、看護において大事であるという看護専門職観もあるのではない

かと思います。というのは、患者の自己決定性（自己治癒能力）や経験を尊重

して引き出すことが、看護専門職として大事な役割になる以上、学生に対す

る教育や実習指導においても、患者対応と同じように、学生の自己決定性と

経験を引き出すことは大事にしていく必要があると思うからです。アンドラゴ

ジーを教え方のハウツーとしてとらえるのではなく、看護専門職観の本質に根ざして、ペダゴジーからアンドラゴジーへという流れを考えるとよいと思います。

ノールズは、1984年来日時に、私に興味深い話をしてくれました。「ペダゴジー信奉者は、アンドラゴジーを認めようとしない傾向があるが、アンドラゴジー信奉者はペダゴジーを包み込むことができる」というのです。学生の様子を見て、今はペダゴジーだと思えば教えることから入る、そして徐々にアンドラゴジーに向かって授業を進めることができるというのです（**図1-10**）。

今はペダゴジー信奉者になっているとしても、少しずつ、ペダゴジーからアンドラゴジーへという方向性を進んでいくことができるのではないかと思います。みなさん、いかがでしょうか。

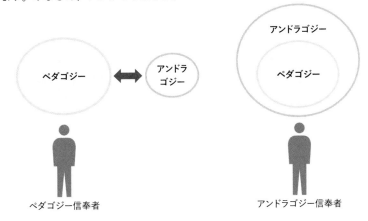

図1-10 アンドラゴジーを認めない「ペダゴジー信奉者」

第2節 人びとの経験を尊重する学習を支援する

経験の尊重には、学びの場に持ち込む人生経験や職業経験を尊重することと、それらの経験を学習支援の教材として活用することが含まれている。この考え方は対人関係専門職自身の学びに加えて、対人関係専門職がかかわり合う人びとの学びにもあてはまる。

人びとの経験の尊重

　ノールズの『成人教育の現代的実践——ペダゴジーからアンドラゴジーへ』では、経験の尊重についての以下のような説明もある。

　〔成人は〕どんな訓練と経験の準備を行い、そして何を達成してきたのかといったことを述べることで、自己を定義づけようとするであろう。……成人が主として自分の経験によって自己の定義づけをするからこそ、彼らはそれに深い価値づけを行う。彼らは、自分たちの経験が活用されないような状況にいることやその価値が見下されていることがわかると、単にその経験のみが拒絶されているのではなく、人間としても拒絶されていると感じてしまうのである[5]。

　対人関係専門職が学習支援を行う際には、かかわり合う相手の人生経験や職業経験を尊重し、学習資源として活用するようにし、経験を軽視するという態度はとらないことが肝要である。かかわり合う人びとが社会人などの成人であっても、また若者であっても、アンドラゴジーで言われる経験の尊重について、また自己決定性についても、留意するのである。

若者の経験の尊重と学習資源としての活用

　なかなか成人とは言いがたい、若者に対する学習支援者の姿勢として、ここでは、居酒屋での接客のアルバイト経験をもつ若者の経験の尊重、および学習資源としての活用の事例を見ていきたい。

　アルバイトは一見すると、収入源という観点でのみ受け止められ、専門職の知識・技術を学ぶには、あるいは専門職観を身につけるにはマイナスと受け止められることが少なくない。

　しかし、接客のアルバイトは顧客との関係性が大事であり、顧客のニーズを受け入れて対応するという点では、対人関係にかかわる仕事になっている。したがって、居酒屋での接客経験を専門職の仕事内容にふさわしくないとして、頭から軽視する必要はないのではないだろうか。

　たとえば、接客のアルバイト経験を対人関係にかかわる経験と受け止めたうえで、「対人関係能力・コミュニケーション能力にとって、どこが共通点で、どこが異なるのでしょう」と問いかけ、授業や研修で話し合うようにするので

ある。そうすることで、経験を学習資源として活用することは可能になるだろう。たとえば、接客アルバイトでは、顧客の注文は最大限受け入れなければならないのに対して、教育、看護や介護では、かかわり合う相手のニーズを尊重しつつも、必ずしも要求そのものを受け入れるわけではないという違いを確認することなどで、学生の教職観・看護職観・介護職観などを深く考えるきっかけにすることができる。

社会人の経験の尊重と学習資源としての活用

　自宅で親などの介護を経験した社会人が、一念発起して、社会人学習者として養成機関に入学し、対人関係専門職の道を選びとることがある。介護の経験も、貴重な対人関係をめぐる経験であるとすると、それを養成機関の授業で学習資源として生かし、教材にして、学生同士で話し合うという学習活動は、社会人学生にとっては、自己決定性を育む機会となると同時に、経験の尊重、学習資源としての経験の活用になるだろう。

　人生経験豊かな社会人が、対人関係専門職の養成課程で学ぶ際には、その経験が、新たな専門職の知識・技能の習得の妨げになるという考え方がある。たとえば自分自身の経験から、「もっと別の、もっと簡単な方法があるのでは」といった発想をもち、授業でのベッドメイキングの技法を積極的に学ばないといった事例もあるようである。あるいは「自分の介護経験からすると、利用者への全面的なケアには限界があるので、利用者の希望をすべて受け入れるのはよくないと思う」と発言して、ケアの仕事を限定的にとらえることなどもある。

　とはいえ、その場合には、社会人としての人生経験や職業経験を軽く見るのではなく、まずそれらの経験を「そうですね」と受け止めたうえで、経験と対人関係専門職観との共通点、相違点を、本人が自分のことばで説明できるように学習支援していくことが可能になると考えられる。たとえば、「ご自身の介護経験はとても貴重です、今回のベッドメイキングにも生かせるものがあるでしょうね。介護経験でのベッドメイキングと、授業でのベッドメイキングには、どの点が同じで、どの点が違うと思いますか、意見を知りたいと思います」と問いかけてみるとよいだろう。そのような問いかけを通じて、社会人学生の介護経験が生かされると同時に、その学生が、ベッドメイキングの事例をとおして、自らの看護観を深く考えるきっかけにすることができる。

　ここでは学生や社会人の経験の尊重をめぐる、看護学校教員や研修指導者の意見や感想を事例として取り上げてみたい。

-------------------- **事例** --------------------

　感想1　三輪先生は、経験の尊重にかかわって学生とのインフォーマルな会話も、意外に大事な学びになると述べていましたが、まさに、そんな経験をしています。学びの場をつくるのは、教室や実習先を確保するだけでなく、そのメンバーの個性などもふまえて整えるなど、気楽に話ができる環境をつくるというのも大事だと感じます。ただ、実習室で学生と経験を話し合っていると、臨床看護師が怖い顔でのぞくこともあって、そこが課題です。

　感想2　看護師の実習指導者講習会を運営しています。講習会ではディスカッションをたくさん行い、看護観や学習者観を深めています。これまでの後輩指導の経験や学生時代の経験を語り合うなかで、多くのことを学び、深められていると感じます。経験を語ることの意味を感じている受講生が多いなか、もっと効率的に指導方法を学びたいという声も一部あります。

　感想3　たとえば、実習で学生に経験談を話してもらったときのクラスの雰囲気が気になることがあります。あまり真剣に聞いていない、興味がないと感じられたときなどは、語っている学生に申し訳ないという気持ちになります。語りの場での雰囲気づくりやルールが必要だと考えます。

-------------------- **解説** --------------------

　三輪　それぞれの感想からは、学生が実習での患者との出会いや経験を「学習資源」として語り合っていることや、実習指導者自身がその学生指導の経験から豊かに学んでいること、経験の尊重を実感していることがわかります。他方で、雑談のような学びを認めにくい学習環境や、学生のなかにも、経験の語り合いよりは指導を求める人びとがいることも指摘されています。確かによく伺う意見です。そのうえで、「経験を語り合うことも、教わることから自己決定的に学ぶ自己決定型学習の出発点になる」ととらえています。経験を語ることへのとまどいは、学生にとっても指導者にとっても、そんなことは授業や実習ではあってはならないという、ペダゴジー的な学習の結果かもしれません。そこで、少しずつでも、経験を語り合うことも自己決定型学習である

という考え方を、学生も、私たち指導者も身につけていけるとよいなと思います。

　経験の尊重としては、参加者の経験を学習資源として活用することのほかに、学習の場において経験を積む機会を多く設けることも大事である。経験から得た学習を意味づけるために、ディスカッション、問題解決学習、事例学習、フィールド学習などの「経験的手法」[6]を活用して、各自で学習の意味づけを行うのである。

第3節 人びとの意識変容の学習を支援する

　第3章で述べたように、意識変容の学習は、これまで身につけてきた価値観、思考の枠組みについてとらえ返し、振り返り、問題があるとすれば、それとは異なった、新しい根底的な意識や価値観を取り入れる学習を意味している。ここからは、対人関係専門職である私たちが、かかわり合う相手に対し、こうした意識変容の学習を支援する方法について考えてみたい。

学びをめぐる意識変容の学習支援

　ここまで、かかわり合う相手の学びの支援では、まず、そうした人びとの経験を尊重し、経験を学習資源として活用する大切さを確認してきた。同時に、これまでの経験や考え方をとらえ直す意識変容の学習を支援するということも、大切なかかわり合いとして含まれる。

　人びとの学びをめぐる意識変容とはどのようなことであり、学びをめぐる意識変容の学習支援とは何を意味するのだろうか。

　第3章では、学びをめぐって、「問題の解決」から「問題の設定」への意識変容、「メンタルマップ」をめぐる省察と意識変容、「シングルループ学習」から「ダブルループ学習」への変化をめぐる省察と意識変容、そして、「信奉理論」と「使用理論」のずれの省察と意識変容について検討した。これらの変容は、対人関係専門職自身にとっての意識変容の学習にあたるが、さらに、対人関係専門職がかかわり合う相手にとっての意識変容の学習にもあたるのである。

　あるいは、学生（看護学生、教員志望の学生、社会福祉士あるいは介護福祉

表1-6　かかわり合う人びとの意識変容の学習と学習支援

	かかわり合う人びとの 意識変容の学習	かかわり合う人びとの意識変容の 学習支援（対人関係専門職の実践）
問題の解決から 問題の設定	問題の設定への省察と変容の学習	問題の解決から問題の設定に軸 を置く学びの支援
自分のメンタルマップの 省察	自分のメンタルマップの省察と変容 の学習	人びとが自分のメンタルマップの 省察と変容を進める学びを支援
信奉理論と 使用理論のずれ	信奉理論と使用理論のずれに気づ き、使用理論を信奉理論に近づける 学習	ずれに気づく支援と、使用理論を 信奉理論に近づける学びを支援
シングルループ学習から ダブルループ学習へ	直接的な目標達成の学びから、学ぶ 根拠を確認しながら進める学習への 変容	学ぶ根拠や信念を確認しながら 進める学習の支援
ハウツー的な課題の解 決から根底にある価値 観の省察と変容へ	本当に学びたいものを信念や価値観 を確認しながら学ぶ	根底にある信念や価値観に気づく （変容する）学びの支援

　士志望の学生）などが、第1章の**表1-1**のA～Cにあてはまる課題をハウツー
やノウハウとして学んでいる場合、またDの対人関係能力についてもコミュ
ニケーションの技法などのハウツーとして学んでいる場合でも、もっと目に見
えにくい、評価のしにくいE～Fの対人関係専門職観、そして探究心を養う学
びへと変容するという意味での、またDの対人関係能力を専門職観をくぐら
せながら考察するという意味での意識変容の学習は可能になる。
　さらに、A～Cを中心とした課題を修得する学びであっても、A～Cの学び
を深めていくうちに、次第にD～Fの学びへと進んでいくことも可能であり、
それも意識変容の学習ということができる。つまり、問題の解決から問題の設
定へと軸を移す学び、メンタルマップを変容させる学び、使用理論を信奉理論
に近づける学び、そして、根底にある信念や価値観に気づく学びへと進むこと
ができるのである（**表1-6**）。

意識変容の学習支援はゆっくりと：両行のアイディア
　問題の解決から問題の設定へ、シングルループ学習からダブルループ学習へ
の意識変容の学習において、学習支援者は何を大事にして相手とかかわり合
い、向き合うことになるのだろうか。

1つは、たとえ相手の信念や価値観が**表1-1**のA～Cなど、技術的合理性に傾いており、相手の意識変容が必要であるという判断をしても、対人関係専門職の教師や支援者は、「意識変容をしなさい」とはっきりと指示をするようなかかわりは慎む必要がある。

理由はいくつか考えられる。まず、信念や価値観の意識変容はそれだけでも一大事業であるのに、支援者から意識変容を強く求められることには、拒絶感を覚えてしまう可能性が高いからである。

また、安易に行おうとすると、自分自身は意識変容の学習を行わず、相手にだけ意識変容の学習を求めてしまうことになる。かかわり合う相手も省察的実践者であると同時に成人学習者である以上、自己決定的に自ら意識変容を行えるような支援が求められるのである。

さらに、特に日本文化とかかわる課題もある。あれかこれか、という欧米の文化とはやや異なり、私たちの意識は、相異なる価値観を共有するところがある。そして、人の意識のなかにも、あれとこれを共存させつつ、必要に応じて片方の考え方を取り出すという認識を示していることもある。仏教的であるが、相反する内容のことわざが、日本には数多くあることをめぐっての、「両行」についての指摘が参考になるだろう。両行とは、「一見対立するような両者を是非によって弁別せず、放置するというやり方」[7]のことである。両行については次の説明がある。

実際には直観で〔無心・無我で〕決め、たとえば即座に動いてしまった場合は「善は急げ」ということばで憶いだして、その動きを肯定し、また思わず躊躇した場合にはやはり直観の告げたものを信じ、後付けで「急がば廻れ」や「待てば回路の日和あり」を憶いだし、動かなかったことを肯定するのである[8]。

両行の文化をもつ私たちの意識は、正しいか間違っているかの二分法で確認するよりは、今、表面に出ているものはこれであるが、もう1つの別の考え方が隠れていないかを確認するという支援でもよいのではないだろうか。たとえばある教師が、「ひたすら知識や技術を教え込んでばかりいた教師の自分がいた」という振り返りを述べていた場合、やりとりや問いかけをとおして、「そういえば現職研修で学生中心の教育方法を学ぶ機会があって、授業や演習で取

り入れた経験があり、その方法もよいなと思ったことがある」といった感想を引き出していくのである。その教師は、教え込みの授業のほか、学生中心の学び合いの授業も展開していることを自分のことばで述べており、その両方を尊重する支援ができることになる。このように、異なる価値観を両方とも大事にする視点に着目することが、意識変容の学習支援の一例になると思われる。

訂正ではなく、問い直しや問いかけを行う

　意識変容の学習において、教師など対人関係専門職は、誤った経験や価値観を指導で「訂正」する役割ではなくなる。対象者が自分自身で変容の必要性に気づき、変容を進めていく学びを支援していくことになる。そのためには、対象者が自ら意識変容の学習に進めるような相手が身につけた経験や価値観への気づきを促す「問い直し」や「問いかけ」の役割が求められる。問い直す役割についてはあらためて次の第5章で説明するが、ここでは意識変容の学習の進め方として、教員が「問いかけ」を行い、学生に考えてもらうこと、また「異学年交流」をとおして、教員ではなく、先輩からの経験談や問いかけにより、意識変容の学習が比較的容易に起こるという私の提案についての、看護教員や研修指導者の感想と、それに対する私の解説を紹介してみたい[9]。

---------------------------------- ▶ 事例 ◀ ----------------------------------

感想1　実習中は学生も緊張しており、自分の援助の実践でいっぱいになってしまっています。「どうだった？」のような大きな問いかけで始めてしまうと、学生は指導者に怒られるのではないかと、「正しい」答えを探してしまう傾向もあります。そのため、ポジティブなフィードバックをしたうえで、その場面から振り返りの問いかけを行い、学生自身が安心して語れる場をつくっていくことが大切だと考えます。

感想2　学生同士の学び合いは、学習効果が高まると言われています。新1年生のガイダンスで学校生活について2年生に説明してもらう、校内を案内してもらうという機会をもつことは、効果的だと考えます。私自身が、実習において学生が指導者に報告や相談することに困難さを抱いているとき、あっさりと教えてしまうなどすぐに助け船を出してしまうことに課題を感じています。

感想3　実習が終わって学校に帰るときにポツリと学生が言った発言から、も

う少し話を聞き出してあげることが必要だったのに、その場では時間がないからという理由で、あまり話をせずに帰ってきてしまった経験があります。

・・・・・・・・・・・・・・・・・・・・・・・・・ 解説 ・・・・・・・・・・・・・・・・・・・・・・・・・

三輪 学生に注意し、間違いを指摘し、正しい知識・技術やその方法を教えるのは、教師としてはあるいは簡単かもしれません。しかし、すぐに教えることで、自分自身の看護観についての気づき、あるいはそれを自ら省察して変容していく機会を、学生は失うことになりかねないのです。また感想3にあるように、学生はもっと教師に話を聞いてほしいという思いもあるのではないでしょうか。その意味では、感想1にあるように、学生の発言を受け止めたうえで、そこから振り返りにつながる問いかけをしていくことは意味があると思います。

　教師の問いかけも、学生には先生から「評価されている」と受け取られる可能性があります。感想2にあるように、先輩に話をしてもらうなどの異学年交流により、教師からではなく、先輩たちからの問いかけによる意識変容の機会を用意するのもよいでしょう。

column

ケアする者がケアされる者から学ぶ：
鷲田清一

対人関係専門職においては、「教える－教わるの関係性」のほか、「ケアする者とケアされる者とのホスピタブルな関係性」もある。鷲田清一『〈弱さ〉のちから――ホスピタブルな光景』[10]は、その格好の入門書である。登場人物は尼僧看護師、曼荼羅コンサートの住職、ダンスセラピスト、べてるの家の医師など、みな弱い立場の人びとと向き合う対人関係専門職である。

SP（模擬患者）活動コーディネーターの佐伯氏は、技術的熟達者である医師が何気なく漏らす一言が「言葉のメス」となって患者を傷つける現実を知り、医療従事者と患者には異文化理解が必要だとして、医療を「医師と患者との共同の営み」ととらえる東京SP研究会を立ち上げた。「模擬患者」活動をとおして、お互いの弱さを共有する対話を続けている。

鷲田は、こうしたフィールドワークをとおして、次第に、ケアにかかわる対人関係専門職は、弱いとされる人びとから深くケアされており、ケアについて学び続けている事実に注目するようになる。「より強いとされる者がより弱いとされる者に、かぎりなく弱いとおもわざるをえない者に、深くケアされるということが、ケアの場面ではつねに起こる」[10]。

鷲田は、ケアする者が、他者であるケアされる者本位へと傾きすぎると、ケアされる者に隷従してしまいかねないとし、それを回避するために、「労働としてのケア」の視点を提唱する。「ケアのさまざまな職務というのも……典型的な『感情労働』のひとつだろう。患者に対してよそよそしくしてはいけないし、深い共感なしにはできないことも多い。しかし同時に、職業人としての冷静な判断が強く求められるのも、この仕事の特徴だ。世話と労働という二つの局面を日常的にうまく重ね合わせ、ときに内面でその二つの顔に引き裂かれるおもいをすることが多いのが、ケアという仕事だ」[11]。

これは、「感情」的要素を「労働」という社会的視点で照らし直す営みになる。相手を信頼しつつ、学習支援者としての自分にも冷静に向き合う、ホスピタブルな対人関係専門職の立ち位置が示されている。

まとめ

学習支援者をめぐる問いかけ

❶ 相手の学びを支援するという点では、対人関係専門職は学習支援者であるという考え方は、新しい考え方でしょうか。すでにもっている考え方でしょうか。

❷ 自分が「ペダゴジー信奉者」になっていると思いますか。なっていたとしたらその理由について、省察したことはありますか。

❸ 相手の経験を尊重し、経験を学習資源として活用する学習支援を行うという考え方について、何か思い当たることはありますか。

❹ 相手の「意識変容の学習」を支援するという役割もあるという考え方を、どう受け止めますか。何か経験談はありますか。

文献

1) 池西静江, 石束佳子：看護教育へようこそ　第2版. p.81, 医学書院, 2021.
2) 安酸史子編：経験型実習教育──看護師をはぐくむ理論と実践. p.v, 医学書院, 2015.
3) 三輪建二, 寺本美欧：成人教育学を看護に生かす（インタビュー）. 週刊医学界新聞 3355号, 2019.
4) マルコム・ノールズ, 堀薫夫, 三輪建二監訳：成人教育の現代的実践──ペダゴジーからアンドラゴジーへ. p.38, 鳳書房, 2002.
5) 前掲4), pp.49-50.
6) 前掲4), p.39.
7) 玄侑宗久：日本人の心のかたち. p73, 角川書店, 2013.
8) 前掲7), p.130.
9) 看護基礎教育や実習指導者講習会での学習支援者の役割について、成人学習や省察的実践の観点から、事例や経験をもとに検討しているものに、小嶋希：基礎教育や実習指導者講習会を通して、私自身の省察的実践で見えてきたこと──「5つのゆ」をめぐって. 看護教育, 65(4), pp.376-382, 医学書院, 2024.
10) 鷲田清一：〈弱さ〉のちから──ホスピタブルな光景. p.205, 講談社, 2014.
11) 前掲10), p.239.

第**5**章

かかわり合う相手の学びの プロセスを支援する

　対人関係専門職は、かかわり合う相手の学習を支援するという意味で、学習支援者と位置づけることができる。学習支援者の役割は、学びのプロセスに即して、①知識・技術を教える役割、②自己決定性や経験を引き出す役割、③意識変容の学習としての問い直す役割、④学習者同士をつなげる役割、と理解することが可能である。

　かかわり合う相手の、学びのプロセスに応じた学習支援について考察してみよう。

第1節 教える役割

教師における4つの役割

　「おとなの学習を支援するアート（技術）と科学」であるアンドラゴジーを学ぶことによって、①の知識・技術を教える役割は「してはいけない」ことなのではないかという考えをもつことがある。

　しかし、アンドラゴジーは、成人学習者の自己決定性を大事にし、成人学習者の経験を尊重することを基本としている。もし学習者の自己決定的な学習ニーズが、「喫緊の課題があるので、先生からその課題に関連した専門的な知識や技術をすばやく教わりたい」である場合、あるいは相手が教わるという教育・学習の経験しかもっていない場合には、「教える役割」を果たすことは、アンドラゴジーの考え方と矛盾するわけではない。

　成人教育の歴史のなかで、教師は圧倒的に長い期間、①教える役割を実践してきたと言われている。また、教師1人に焦点を当てても、教える役割を出発点とし、そこからかかわり合う相手とのやりとりを経験するなかで、少しずつ、異なる役割を発揮するという流れがある[1]。

　図1-11は、その指摘をふまえて、成人学習支援の歴史の時間軸、および教

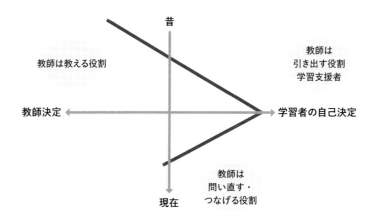

図1-11　教師の役割の変遷

出典：パトリシア・A・クラントン著，入江直子，豊田千代子，三輪建二訳：おとなの学びを拓く──自己決定と意識変容の学習を求めて．p.94, 鳳書房, 1999.

育や学習の主体の力点の変化を示したものである。

　成人学習支援の歴史では、線の長さで示されているように、教える役割の期間はかなり長くなっている（また、これは教師個人の教える経験とも重なる）。教育活動の経験を積むうちに、徐々に、成人学習者にある程度任せてみようとする時期が登場する。それは、**図1-11**の横軸にある「教師決定」から「学習者の自己決定」への移行であり、学習支援者の側から見れば、「教える役割」から「自己決定性と経験を引き出す学習支援者の役割」への移行を意味している。

　とはいえ、成人学習者任せの放任主義になると、学習の成果も得られなくなりかねないことから、学習支援者は次第に、成人学習者を尊重しつつも、教えるとは別の役割を模索し、実施するようになる。これが、「問い直す役割」と「つなげる役割」になるのである。

評価しやすい知識・技術を教える役割に傾く

　教育にかかわる対人関係専門職の多くは、学習者の学習を支援する役割としてよりも「科目の専門家」として仕事を行っており、「情報や技能をもっていてそれを他者へ伝えることを自分自身の役割と認識している」[2]。したがって、第1章の**表1-1**にある、B：学生・患者・介護の利用者などかかわり合う相手

に関する知識・技術を中心に、Ａ：職場の問題解決・課題達成の技能、Ｃ：マネジメントの知識・技術について、教えることがまず考えられている。

　教える役割を展開する方法や技法としては、一般的な講義、パワーポイントや資料を用いた解説などがある。オンライン授業においても、教える役割は満たされるだろう。

　表1-1のＤ：対人関係能力、Ｅ：対人関係専門職観の錬磨、Ｆ：専門職としての成長に向けた探究心の３点は、技法として修得することは難しいこともあり、対人関係専門職の教師・指導者には教える以外の役割が求められる。とはいえ、相手の自己決定性や経験を尊重して伸ばしていくと同時に、対人関係専門職観をめぐる意識変容の学習を促す役割は、教師にとっては、頭ではわかっていても、実際には教える役割を重視してしまうことがある。

教える役割から出発し、それ以外の役割に進む

　成人学習者は、最初から自己決定型学習を行っているわけではない。また、教わる経験しかもたない成人学習者もいることから、学習支援の出発点が「教える役割」であっても問題はないと言える。そのうえで、教える役割だけにこだわるのではなく、少しずつ、学習者が自己決定性を発揮し、自ら経験の省察と意識変容の学習に向かうようになるには、学習支援者は、②自己決定性や経験を引き出す役割、③意識変容の学習を促す、問い直す役割、④学習者同士をつなげる役割を、身につけることが大事になる。

　対人関係専門職が学習支援者になる場合、かかわり合う相手を教える役割から出発し、徐々にそれ以外の役割を果たしていく営みとなるが、それは同時に、第4章第1節で紹介した、「ペダゴジー信奉者」からの脱却という、自らの意識変容の学習を行うことになるのである。

第2節 引き出す役割・問い直す役割・つなげる役割

　かかわり合う相手の学習に対するニーズが、ペダゴジー的で「教えてもらう」になっている場合には、ペダゴジーから出発するのは、むしろ相手のニーズにかなっている。とはいえ、かかわり合う相手が、学びをとおして自己決定性を獲得し、自ら経験を生かした学びを展開していくことを考えると、教える

役割から、自己決定性や経験を「引き出す」役割が、また対人関係専門職観の錬磨に関しては、自分の価値観を今一度「問い直す」役割が、さらに学習者同士、あるいは多職種連携の時代において専門職同士を「つなげる」役割が求められることになる[3]。

引き出す役割

　学習支援者は、かかわり合う相手が、自分が教える内容を理解しきれていない場合には、訂正・修正という形での「教える役割」を発揮しがちである。とはいえ、そうした役割でのかかわりが続けば、相手の依存的なパーソナリティを保持することになってしまう。そこで教える代わりに、自己決定性や経験を「引き出す」役割を発揮することが必要になる。引き出す役割をもつ学習支援者は、ファシリテーターと呼ばれることが多い。学習をめぐるファシリテーターは、「学習をやりやすくする人」[4]のことである。

　ファシリテーターの役割は、自己決定性と経験の尊重という観点をふまえると、「学習者の学修ニーズを受けいれることをとおして学習活動が容易にできるように支援する役割」と、「学習者を主体とする学習活動を支援する役割」[5]の2つがあると言ってよい。前者は受容的なファシリテーターであり、後者ははたらきかけという点では、能動的なファシリテーターである。

　ファシリテーターの役割は、講義型の研修や講座よりは、グループ学習の支援において、より力を発揮する。その場合に、参加者が支援者からの指摘を受けて訂正・修正するのではなく、グループでの話し合いをとおして、自ら自己決定性と経験を発揮して授業に参加できるよう支援するのである。

問い直す役割・問いかける役割

　引き出す役割と同じように、教える役割の代わりに重要であるのは、「問い直す」役割、問いかける役割である。

　問い直す役割は、**表1-1**のA〜Cの技術的熟達者の知識・技術の習得においても、その知識や技術の意味を、Dの対人関係能力やEの専門職観をくぐらせながら考察するという意味で重要な役割になる。また、D〜Fの対人関係能力、対人関係専門職観、探究心の錬磨の際には、さらに重要な役割になる。

　そのため、問い直しでは不十分な点を指摘したり、「『何かを調べれば回答が

ある』式の質問ではなく、〔D～Fにつながる〕学生が考え、思っていることを問う」[6]ことが大事になる。

　問い直す役割には、事実確認（○○という理解でよいでしょうか）や理由確認（△△という理由でそのようにしたということでしょうか）という問いかけが、本人の気づきを促す点で有効である。

　医学界新聞での対談「成人教育学を看護に生かす」[7]で、看護実習での看護教員のかかわりについて話題となった。次のような問いかけについての説明が参考になるだろう。

━━━━━━━━━━━━━━━━━━━━━ **事例** ━━━━━━━━━━━━━━━━━━━━━

　寺本　看護学生においては、教員や実習メンバーと話し合う時間の他に、実習記録や評価表を用いて自身を振り返る機会があります。ですが先ほどの新人看護師の場合と同じで、自分のできなかったことや課題について書くことが多かったように思います。

　三輪　私には、覚えた知識の現場での適用が実習の目標となってしまう場合があるように見えます。せっかく皆で話し合う場があっても、覚えたことやその実践を確認する話し合い、あるいは失敗を指摘する話し合いになっていたらもったいないです。

　寺本　そうですね。看護学生が振り返りをするときには、どうしても行動目標や実習目標に対する達成度にとらわれがちです。実習では成績がつけられるので、学生はそれも気になってしまいます。

　三輪　受け入れて聴く力と、本人の気づきを促す問い掛けをする力が指導者〔や教師〕には必要です。具体的には、すぐにアドバイスをせず、「あなたの患者に対する看護で一番大事にしているポイントは何ですか」「それは1年生の実習時と今では、どう異なっていますか」「それはなぜですか」などの質問を投げ掛け、学習者本人が言語化するよう促すのです。改善すべき点を指摘するのではなく、互いの考えを確認し合える場所が必要です。

　寺本　看護学生の実習だけでなく、現任教育にも同じことが言えそうです。

　（中略）

　三輪　語りを学習者から引き出すためには、指導者の問い掛けは内容に加えタイミングも重要になります。指導者は問い掛けのプロになることを期待します。

寺本 指導者の問い掛け次第で学習者が自身の学びに気づけるのですね。

三輪 ええ。「今このタイミングで問い掛ければ、この人は気づく」という瞬間を忍耐強く待ち続ける必要があると思います。どのような人にも必ずや訪れる気づきのタイミングを見抜く力と、後押しする力が指導者にはほしいです。これも、ケアの一つではないでしょうか。看護師が患者にケアを行うように、指導者は学生や看護師に対してもケアをする姿勢を持つことで、「育てる」のではなく「育つ」教育が実現できると思います。

･･････････････････････ ▶解説◀ ････････････････････

実習カンファレンスでの学生の発言をどう受け止め、どう支援するかという内容である。

表1-1にあるA〜Cを中心とする課題の活性のためのカンファレンスになりがちであるという指摘に対して、私は、指導者によるアドバイスよりも、本人が語ることが大事であり、指導者には本人の語りを「聴く」ことと、適切な「問いかけ」をすることが大事であると述べている。

つなげる役割

対人関係専門職観を深め、探究心を養うためには、個人だけでなく、かかわり合う相手同士の話し合いを促す意味において、「つなげる役割」が必要になる。

4つの役割の最後にあるつなげる役割とは、参加者同士をつなげて、話し合いを展開する役割になる。同じテーマのディスカッションでも、また同じ対人関係専門職のグループであっても、それぞれの自己決定性や経験の程度などにより、とらえる箇所や考えが異なることがある。グループ・ディスカッションでは、「異なる」価値観について学び合うことができる。

つなげる役割への期待は、さまざまな職種が協働することが増えている点ともかかわっている。たとえば、ケアマネジャーの専門職性として、地域における「多職種連携」が求められており、医師、訪問看護師、ソーシャルワーカーなどの連携と協働という点で、ケアマネジャーにはお互いを「つなげる役割」が重視されている。

お互いに学び合えるという点では、学習支援者は多様な専門職間をつなげるだけではなく、かかわり合う相手からも学ぶという関係がある点を忘れてはな

らないだろう。

　たとえば、対人専門職として「ケアする」役割があるという視点をもっていても、実際には相手からケアされるということがあるからである（p.64【コラム　ケアする者がケアされる者から学ぶ】参照）。つなげる役割は、別の視点で見るならば、かかわり合う相手とともに、「教育者と学習者の双方が、成長や変化に共同責任をもっている」[8]という点で、「共同学習者」の役割を担っていることになる。

　なお、引き出す役割、問い直す役割、つなげる役割を身につけていく方法は、自分の実践を振り返り、省察した成果を次の実践に生かしていくという省察的実践者になることが基本になる。実践の省察には、特に、学習記録をつけること（ジャーナル・ライティング）が1つの、とても有力な手段になると言えるだろう。

第3節 学習プロセスの展開を支援する：準備段階

　教える役割、引き出す役割、問い直す役割、つなげる役割を意識しながらの学習支援は、実際の「学習プロセスの展開」では、どのように位置づけて考えられるのだろうか。ここでは、プログラムの準備段階、実施段階、終了段階に分けながら、整理してみたい。最後の終了段階は、評価をどのように行うことが学習支援になるのかを検討したい。

　研修や講座に参加する人びとの多くは、成人学習者である。したがって、すでに自己決定性を身につけているか、身につけようとしており、専門職分野につながる経験をもっている。潜在的かもしれないが、省察的実践者として、対人関係専門職観を深め、意識変容の学習を進めたいというニーズをもっている。

　養成課程で学ぶ学生が成人学習者であるかは議論の余地はあるが、自己決定性を育て、経験を尊重していくアンドラゴジーの考え方は、学生にもあてはめることはできる。

経験ある参加者を念頭に置く「接続学習」

　以上の意味において、接続学習という考え方を確認しておく必要がある。接続学習とは、「学習テーマや内容を、参加者がこれまでの日常生活で得た学習

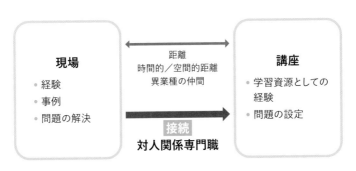

図1-12　現場と講座をつなぐ接続学習

経験や期待に接続」[9,10]するような学習のことである。接続学習での考えに基づき、研修や講座で学ぶ内容を、参加者の自己決定性や経験と接続させることのほか、参加者が身につけている、対人関係専門職観などの価値観に接続しながら、準備を進めることが求められる。

　一方で、研修や講座は、実践や臨床の場そのものではない。研修や講座は、実践や臨床の場とは時間的距離（時間をかけて学びに行く）、空間的距離（実践や臨床の場とは離れている）、異業種の仲間の存在といったいくつかの距離がある。生々しい実践や臨床の現場から一定の距離があることを活用し、接続することで、教師や支援者は、学習者が経験を省察し、問題の設定を行いやすく支援することができる（図1-12）。

教育内容の精選と配列

　研修や講座の参加者が成人学習者である場合、教える内容を過剰にすることは、かえってマイナスになる。教える内容が多すぎると、参加者は受け身になり自己決定性を発揮しにくくなるからである。また、内容と自分の経験とを接続させる機会が少なくなり、異業種の仲間とのディスカッションの時間も限られることになる。

　成人学習や省察的実践を念頭に置く場合、研修や講座での教える内容（教育内容）を精選し、配列を工夫することが必要になる。

　教育内容の精選とは、「教える内容を重要なものだけにしぼり込み、簡明なものにすること」[11]である。そこでの精選の基準は、最初は教材の内容に即し

た教材・教科の論理を損なわない範囲での絞り込みになる。同時に、「参加者に関心を向けて、参加者の要求レベルに対応させながら、基礎的要素をさらに少しずつ分割していく作業」[12] も行うことになる。教材の論理のほかに、参加者の自己決定性や経験に即した絞り込みということになる。

　教育内容の配列とは、「教育内容の精選をとおして選び出した教材内容を、授業の流れにそって組み立てること」[13] を意味している。そこでも、一方では教材の論理に即した組み立てを重視しつつも、他方では、参加者のニーズに応じた配列も必要になる。

　このような教育内容の精選と配列を行うことで、参加者は自分の関心やニーズに応じた理解が可能になり、またディスカッションの時間が増えることから、経験の交流や意識変容の学習を進めやすくなるだろう。

グループワーク・ワークショップの準備

　講義のほかに、グループワークやワークショップの時間と内容を用意しておくのも、省察的実践者であり、成人学習者である参加者を念頭に置いた準備にはふさわしいだろう。グループワークやワークショップは、受け身の研修や講義になりにくいという点では、参加者の評価も高いものになることが多い。とはいえ、準備段階では一定の配慮が必要になる。

　バズ・セッション、ロールプレイ、フィールドワークなどのワークショップは、参加者に応じて組み立てられるというよりは、事前の段階で講師が進め方を決定してしまうことがある。その場合には、参加者がどのような人びとであり、何を求めており、またワークショップへの期待がどの程度あるのかといった要素を考えないまま、参加型だから OK という形で、「技法」としてあてはめるという問題が起こってしまいがちである。つまり、省察的実践者よりは技術的熟達者を育てることに貢献しかねないのである。次のような指摘が参考になる。

　　支援者は、ワークショップの手法や手段が自己目的化して参加者が置き去りになってしまっていないか……参加者の実情に合わせながら臨機応変に手法を組みかえる工夫をしているのかなどについて、みずからの実践をていねいにふり返りながら考える必要がある[14]。

　ワークショップにはもう1つ、気をつけておきたい課題がある。ここには、支援者の期待を「察知」してその通りに動こうとするという「日本文化」の問題がひそんでいる。つまり、発言が多く、活発なディスカッションが行われるワークショップが予定された場合に、「支援者や講師の『ワークショップをしてほしい』という願望を事前に『察知』し、リーダーの期待どおりに動いているだけということが起こりうる」[15]。

　ワークショップは事前準備段階では、大まかな見取り図程度でよく、実施段階で、参加者の意見を聴きながら、臨機応変に変化させていく心構えが必要になるのではないだろうか。

第4節 学習プロセスの展開を支援する：実施段階

自己紹介

　研修や講座の開催時、参加者がお互いに経験や期待する学びについて自己紹介を行うことで、お互いの人生経験を学習資源とし、お互いの経験から学ぶ雰囲気が生まれることがある。そして、最初の段階から、学び合いが実現するようになる。

　自己紹介は、参加者が自分の学習ニーズを確認する点でも意味をもっている。参加者によっては、これまで身につけてきた知識や技術のブラッシュアップをしたい、未知の新たな知識・技術の習得に進みたいと、実際の必要以上に考えている場合もある。

　自己紹介を冒頭に位置づけることで、参加者は、「研修や講座で身につけたいことは、本当は何なのか」を省察することができるようになる。また、この研修や講座では必ずしも学びきれないものがあるかもしれないが、最低限、これだけは履修しておきたいという内容を語ることで、自己の学びのテーマや内容を自己決定的に、また経験の省察の作業として確認できるようになる。自己紹介は参加者にとって、いわば**表1-1**のD～Fを自ら再確認できるという効果があるのである。

　研修や講座の場合、自己紹介は参加者だけでなく学習支援者にとっても意味がある。自己紹介をとおして、参加者のニーズが見えてくるからである。そして参加者1人ひとりのニーズを確認し、次回以降の研修・講座の組み立ての見

通しを立てることができるようになる。また、参加者の「メンタルマップ」
「信奉理論と使用理論」などを理解したうえで、学習を支援することができる
ようになる。

意識変容を促す方法：ケーススタディ

　学習テーマにかかわる具体的なケース・事例について話し合い、参加者同士
で学び合う取り組みは、ケーススタディ（事例研究）と呼ばれる。

　ケースの選択によっては、学習者の意識変容を促す場合がある。

　そこでは、他者のケースを取り上げることにより、自分の実践を語るという
心理的なハードルを下げながら、一方で自分であればどうするか、と考えるこ
とで、自分の内心をすぐに表面に出す必要が少なくなる。また、自己決定性や
経験の尊重を大事にしながら、意識変容の学習も行いやすくなる。意識変容を
促すケーススタディについては次の説明が参考になるだろう。

　　事例研究は……事例が学習者の前提を問い直させるように展開され、さらに学
　習者もそれらの前提をほかの人とのやりとりの中でくわしく検討する機会を与え
　られるならば、よりいっそう批判的に自己をふり返ることになる[16]。

　つまり、他者の事例を検討するうちに、次第に自分に置き換えて省察し、意
識変容が起こることが多いということである。

　意識変容の学習とのかかわりでは、「展開する事例学習」の方法も有用であ
る。これは、「一度にすべての事例の内容が提示されるのではなく、学習の進
行に合わせて、数回に分けて提示」[17]する方法である。

　「展開する事例学習」の方法をとおして参加者は、個々の事例や事例の展開
を確認していくなかで、事例にある価値観、事例の展開にある価値観の展開に
向き合い、さらに自分自身の価値観と重ね合わせながら省察を重ねることにな
り、内発的に、意識変容の学習を進めることができるようになる。

意識変容を促す方法：省察的なワークショップ

　準備段階でのワークショップの課題について前述したが、実施段階でも、課
題の克服が必要になることがある。ワークショップを、マニュアルや事前の計

画にそって展開するよりは、参加者とともに考える「省察的なワークショップ」[18]にしていくことが大事になる。

　参加者がワークショップをとおして体験した内容や意味を、個人および共同で振り返る作業、また支援者自身も、ワークショップを行ったことが参加者にとってどのような意味をもつのかを省察することで、参加者が省察的実践者として、成人学習者として育っていくことが可能になる。省察的なワークショップの1つにラウンドテーブルがあり、第2部第1章で取り上げたい。

質問の時間と問い直し

　参加者が成人学習者の場合、授業でもグループワークでも、自己決定性を発揮している場合、これまでの経験を生かしながら、学習支援者へ質問することが多くなるだろう。質問の多さは、研修や講座が自らの経験を省察できる、成人学習的なものになっている1つの証拠になる。

　しかし、そこにもグループワークを展開するうえでの課題がひそんでいる。つまり、学習支援者がたくさん出てくる質問に答えすぎてしまうという状況である。本当に省察的で成人学習的な研修や講座をめざす場合、あえて、参加者の質問すべてには答えないほうがよいと考えられる。すべての質問に答えると、参加者は講師や教師が正解をもっており、その正解を受け入れればよいと考えて、依存的な学習に進むことになるからである。

　すぐに回答しない学習支援方法としては、「答えるよりは問い直す」という方法がある。質問の意味について、事実や理由の問い直しをすることで、質問者は質問したことについて、自ら振り返るようになり、その結果、参加者の対人関係専門職観の省察と変容が進むようになるからである。

第5節　学習プロセスの展開を支援する：終了段階

　終了段階では、学習支援者による「評価」が行われる。省察的実践においては、評価は、支援者が設定した達成課題がどれだけできたのかという観点での査定（assessment）に終わるのではなく、参加者の成長を促す評価（evaluation）、あるいは学習支援的な評価を行う必要がある。

　特に学校教育において評価という教師の営みは、授業や実習などのフォーマ

ルな場面だけに限られるものではなく、授業や実習外でのやりとりにも、成長を促す評価の側面があるのではないかという点についても考えていきたい。

自己評価と相互評価としての振り返りシート

　研修や講座を終了する段階には、１回限りの場合にはその終了時、何回か継続する場合は毎回の振り返り、全体の振り返りと、いくつかのパターンが存在する。いずれの場合においても、参加者の自己決定性や経験の尊重という点では、参加による「自己評価」が大事なポイントになる。

　振り返りシートなどの様式を用意する場合でも、細かい項目を指定した形ではないほうがよい。たとえば、「印象に残ったこと」といったテーマにして、参加者が自身の自己決定性や経験と研修・講座の内容をつなげて省察し、また部分的には対人関係専門職観の意識変容を進める契機にしていくとよいだろう。

　もう１つは、振り返りシートを、支援者宛に提出するものとして終わらせないような工夫が必要である。時間があれば、振り返りシートそのものをグループで読み合い、紹介し合い、授業全体を振り返ることもよいだろう。これは「自己評価」に続く、参加者同士による「相互評価」にあてはまる。共有には、その場で行うだけでなく、オンラインも活用し、お互いに振り返りシートを読み合い、コメントをつけ合う相互評価が可能になるだろう。

自己評価・相互評価と学習支援者による評価：ラダー評価

　参加者の自己評価と参加者同士の相互評価をふまえて、それを受け取った学習支援者は、参加者の「教員としての評価」を行う。その場合に、参加者の知識・技術の到達度を「査定」するよりは、参加者自身の省察を支援する、いわば参加者の成長を促す評価であるという位置づけが重要になる。

　表1-1でのA～Cは技術的で数値による評価にはなじみやすいが、D～Fの対人関係能力、対人関係専門職観、探究心は、客観的な評価になじまないと言える。参加者自身の自己評価と相互評価や文字の記録をとおしてはじめて確認できるという考え方が意味をもっている。

　以下の事例で、ある病院看護部での自己評価・相互評価・指導者評価の看護クリニカルラダー評価の事例を取り上げる。

---------------------------------- ▶事例◀ ----------------------------------

　日本看護協会の「継続教育の基準 ver. 2」では、看護職のキャリア開発は、「看護師が個人の能力に応じてキャリアをデザインし、自己の責任でその目標達成に必要な能力の向上に取り組むこと、組織はその取り組みを支援すること」をうたっている。臨床を意味するクリニカルと、はしごを意味するラダーを組み合わせたことばであるクリニカルラダー評価は、看護師のキャリア開発において、「能力段階を確認しながら自己研さんや人材育成を目指すことが可能であり、〔組織の側も〕人材育成にとっても有用なツールとして活用」[19]できるものとなっている。

　評価対象の「看護の核となる実践能力」について、ルーブリック表で評価項目とレベルが提示され、看護師はその項目を自覚しながら自己の能力開発と組織が求めるものをともに判断できるようになっている。

---------------------------------- ▶解説◀ ----------------------------------

　ルーブリックによる評価をめぐっては、自己評価・相互評価・指導者評価の観点からの吟味が必要ではないかと考えている。

　たとえば、実践能力は必ずしもレベルごとに修得できるものではないが、レベルⅠからⅣまでの到達目標を占めるラダー評価になると、やや技術的熟達者の養成につながる可能性もある（レベルごとの技術的な省察と評価については、ジャスパーが論じている[20]）。ルーブリックによる評価はまた、活用の仕方によっては看護師個人の成長よりは、その人が、看護や医療の組織が求めるものに到達したかどうかの査定になりかねない。

　これに対して、筆者がかかわったある病院でのクリニカルラダーの評価は、自己評価を大事にし、組織側の上司との話し合いによる相互評価があり、それをふまえた上司の評価という流れになっている。

　たとえばレベルⅡの5年目の看護師は、担当した終末期せん妄のある患者A氏にせん妄の対処以上に、訴えの背後にある意図をアセスメントして対応した看護記録をもとに、研修の認定申請書に考えをまとめて文章化している。

　「せん妄だからと言って、その場しのぎの対応をするのではなく、その患者に沿った対応が必要だと考えました。訴えの目的は何か、家族に何を協力依頼するのか、それは看護師がアセスメントすることだと思います。また、共

感的な態度や言動で接することも患者の精神的安定につながり……悪化を予防することができることをこの病棟で学ぶことができました」。

　また、面接では本人が看護観を物語る時間があり、それを受けて所属部看護師たちとの間でやりとりがあり、次に上司による評価が実施されている。自己評価と相互評価、そして学習支援者による評価となっており、上司を含む組織側からの一方的な査定に終わらない評価、1人ひとりの看護実践と看護観の省察を大事にし、看護師としての成長を支援する評価が工夫されている[*1]。

*1 病院のクリニカルラダーの事例は、許可を受けて掲載。参照、芝山富子：臨床現場における省察的実践で見えてきたこと——看護師キャリア開発ラダーの評価会を通して．看護教育，65（4），pp.384-389，医学書院，2024.

インフォーマルなやりとりも成長を促す評価に

　この事例は病院のクリニカルラダー評価であるが、学校教育では、生徒や学生は教師による評価にはとても敏感である。たとえば、振り返りシートで、「印象に残ったことを自由に記入し、振り返りましょう」と記載しても、生徒や学生は成績評価と受け止め、教師の期待や願望を先読みし、自発的で、本音を出した省察の文章を書かない可能性がある。このように省察的実践は、査定のようなプレッシャーのかかる評価では進まないものなのである。

　授業や実習などが、参加者の自己決定性と経験を尊重し、意識変容が行われる場になるのが望ましい。しかし、生徒や学生は、評価を気にすることから、自己決定性や経験の尊重、意識変容の学習がなかなか進まないことになる。そうであるならば、授業や実習以外で、評価とは切り離した場（たとえば、実習の行き帰り、食事の時間など）を用意するなど、学習支援者と参加者がお互いに自由に振り返る時間と空間を用意するのも一案であろう。

　ある看護教員は、臨地実習での学生の成長ぶりを見つけて、学生の実習記録欄にポジティブなコメントをつけ続けていた。しかし看護学生にとっては、シートに記載されているコメントであっても、教員側からの「査定」であると受け止めてしまう傾向があると感じていた。そこで看護教員は、実習先の病院から学校に戻る間に、「患者を見る目がやさしくなったよね」といった、何気ないやりとりを行ったところ、学生は、自分の成長を実感し、プラスの「評価」を受けたと感じ取ったとのことである。

希望は、必ず見つかる
──患者の心の奥底の希望を引き出す

2009 年に放映された NHK プロフェッショナル 仕事の流儀「希望は、必ずみつかる」[21)]には、がん看護専門看護師の田村恵子さんが登場する。田村さんは終末期がん患者が、死への恐怖や悔しさなどの精神的苦痛を抱えている事実に目を向け、時間をかけて対話を繰り返す。「もう少し交通整理をして返してあげたい」という田村さんが、じっと向き合って話を聴いているうちに、悲観的だった女性患者が、心の奥底にもっている希望の言葉を自ら紡ぎ出すようになったという。

　直腸がんが肝臓に転移し、余命 1 か月の男性患者は、二女の 6 月の結婚式に出席したいと言うが、それは医学的にはかなわない。「大事なのはスピリットの部分でいかに自分が納得できるか」だと信じる田村さんは、家族と本人に向けて、結婚写真の「前撮り」を提案する。その提案は、結婚式まで生きられないことを本人に伝えることでもある。患者は田村さんの提案を聞き、「がんばりますわ」と静かに受け入れていく。前撮りのときの患者は苦痛に顔を歪めていたが、撮影の瞬間、穏やかな父親の表情へと変化する。そしてその 2 日後、家族に看取られながら、安らかに息を引き取る。

　田村さんの看護師としての信念は、「経験に基づく直感を信じて揺るがないこと、相手の力をそれ以上に信じて諦めないこと」である。それは、患者が、心から納得して、自分の「死を受け入れる」学びのプロセスを支援する、学習支援者としての信念を見事に表現する言葉となっている。

　この映像をインフォーマルな会合で見せたところ、「専門（認定）看護師だから時間がとれるのでは」という感想が寄せられると思ったが、ある中間管理職看護師の感想が印象深かった。「新人が 1 時間も患者のところに行って帰ってこないので、その場で叱ったことがありました。でも新人は、患者の心の奥底にあるものを聴き取っていたのでしょう。時間管理に追われて、新人が患者と向き合って支えようとしているのを見ていない自分に気づくことができました。もっと新人を待ってみよう、患者と向き合うことが看護の本質で、それに取り組んでいるのを誉めてみようと思いました」。

　みなさんは、田村さんやこの看護師の言葉をどう受け止めるだろうか。

> **まとめ**

かかわり合う相手の学びのプロセス支援をめぐる問いかけ

❶ 教師や指導者の役割には、「教える役割」に加えて「引き出す役割」「つなげる役割」があるという考え方は、みなさんにはどのように受け止められますか。

❷ 「問い直す役割・問いかける役割」もあるという考え方はどのように受け止めますか。「問い直す」代わりに教えてしまうといったような経験はありますか。

❸ 学習支援をめぐって、授業や研修の準備段階・実施段階・終了段階で、「説明を少なくして話し合いの時間を用意する」「事例の検討の時間を入れている」といった工夫をしていることはありますか。

❹ 授業や研修の終了段階では、評価が一方的な査定にならないよう、学習者の成長と省察を促す評価を工夫するという考え方はどのように受け止めますか。自分自身で工夫していることはありますか。

文献

1) パトリシア・クラントン著, 入江直子, 豊田千代子, 三輪建二訳：おとなの学びを拓く──自己決定と意識変容の学習を求めて. 鳳書房, 1999.
2) 前掲1), p.95.
3) 三輪建二：おとなの学びを育む──生涯学習と学びあうコミュニティの創造. 鳳書房, 2011.
4) 前掲1), p.104.
5) 前掲3), p.222.
6) 安酸史子, 北川明：看護を教える人のための経験型実習教育ワークブック, p.18, 医学書院, 2018.
7) 三輪建二, 寺本美欧：成人教育学を看護に生かす. 週刊医学界新聞 3355 号. 2019.
8) 前掲1), p.121.
9) J・ヴァインベルク著, 三輪建二訳：変動する社会と成人教育. p.98, 玉川大学出版部, 1995.
10) 三輪建二：おとなの学びとは何か──学び合いの共生社会（増補版）. p.47, 鳳書房, 2020.
11) クラウス・マイセル著, 三輪建二訳：おとなの学びを支援する──講座の準備・実施・評価のために. p.52, 鳳書房, 2000.
12) 同上, p.54.
13) 同上, p.56.
14) 前掲3), p.233.
15) 前掲3), pp.236-247.
16) 前掲1), pp.217-218.
17) 三浦友理子, 奥裕美：臨床判断ティーチングメソッド. p.42, 医学書院, 2020.
18) 前掲1), p.239.
19) 日本看護協会：看護師のクリニカルラダー（日本看護協会版）活用のための手引き──開発の経緯. p.2, 2016.
20) M・ジャスパー著, 中田康夫, 光成研一郎, 山崎麻由美監訳：ナースのための反省的実践──教育と臨床をむすぶ学びのコア. ゆみる出版, 2014.
21) NHKエンタープライズ：希望は, 必ずみつかる──がん看護専門看護師 田村恵子の仕事. プロフェッショナル 仕事の流儀, 2009.

第6章

省察的実践サイクルを
らせん的に展開する

　私たち対人関係専門職が省察的実践者、そして成人学習者として、自分自身
やかかわり合う相手との関係性について学び続ける以上、1回の授業や研修を
展開するだけで学びが終わるわけではない。1回の授業や研修を省察し、よい
点や改善点を確認することが、新たな授業や研修につながることになるからで
ある。その営みは言い換えれば、省察的実践のサイクルを1回で終わらせず、
何回も「らせん的」に展開させていくことを意味している。

第1節　人びとの成長と組織の改善

　対人関係専門職の学びが1回だけのサイクルではなく、らせん的に展開する
とは、どのようなことを意味するのだろうか。対人関係専門職自身とかかわり
合う人びとに分けて検討してみたい。

省察的実践サイクルのらせん的展開
　1回の省察的実践サイクルだけでなく、省察的実践をらせん的で継続的に展
開していくことを図示したものが**図1-13**である。
　また、対人関係専門職に加えて、かかわり合う人びとも省察的実践を展開し
ている。つまり、かかわり合う人びとの省察的実践サイクルもらせん的な展開
になっている。対人関係専門職としての自らの省察的実践サイクルのらせん的
な展開は、かかわり合う相手の省察的実践サイクルのらせん的な展開と関連し
合っているということができる。それぞれの省察的実践サイクルのらせん的な
展開と、両者の関連性を示したのが**図1-14**である。
　対人関係専門職の省察的実践のサイクルは、かかわり合う相手の実践の実
践・臨床の省察の省察的実践のサイクルのらせん的な展開と重なり合うだけで
はなく、さらには、所属する組織・機関自身の省察的実践のサイクルと重なり

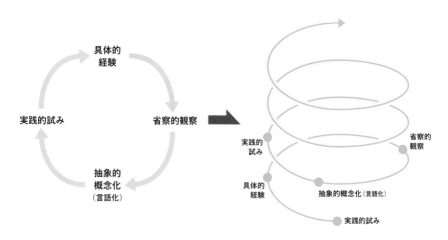

図 1-13　省察的実践のサイクルのらせん的展開

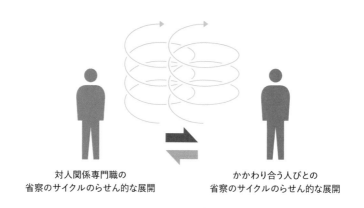

図 1-14　省察的実践サイクルのらせん的な展開が重なり合う

合っている。組織・機関も、対人関係専門職が向き合う相手の成長のために、また所属する省察的実践者としての対人関係専門職の成長のためにも組織として学び続けることになる。学び合いのサイクルのらせん的な展開は、組織・機関としての事業の質の向上と改善をめざして、省察的実践のサイクルとそのらせん的な展開を継続していく学びになると言える。

　その学びと学び合い、サイクルのらせん的な展開は、自分自身、かかわり合う人々、さらには組織の学び合いのサイクルのらせん的な展開へと発展してい

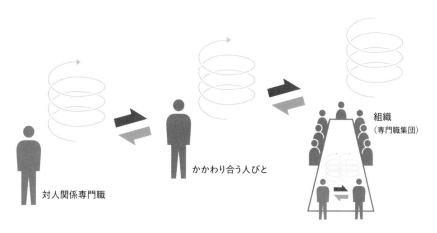

図1-15　対人関係専門職・かかわり合う人びと・組織の省察的実践サイクルのらせん的な展開

くことになる。以上の関係をまとめると図1-15になる。

　たとえば看護分野では、看護師と師長らの両者を管理する看護部という組織に焦点をあてて、看護実践の「リフレクションの支援による組織の変化」を検討することも行われている[1]。

授業研究とレッスンスタディ

　自分およびかかわり合う相手、そして組織の学びにおける省察サイクルのらせん的展開の事例としては、教育分野で実施されている「授業研究」があてはまるだろう。授業研究とは、一般には、「一時間の授業を対象に、そこで見えたことを語り合うこと」[2]である。授業研究は、授業者が自分の授業を公開し、同僚と一緒に意見交換をする実践研究に位置づけられる。

　小学校・中学校・高等学校でも、また看護や介護、理学療法や作業療法の専門学校でも、授業研究は広く行われている。ただし、それらの授業研究の多くは、「1コマの授業」を対象にするものが多い。授業研究を1回だけのもので終わらせずに、授業者の省察的実践サイクルをらせん的に展開できるようにすること、そして参観者にとっても、省察的実践サイクルをらせん的に展開できるようにすることが、ここでは大事なポイントになる。授業者が実践するだけ、参観者が観るだけという学びに終わるのではなく、省察的実践サイクルを

お互いにらせん的に展開することで、授業者個人の学びから、教師同士の、組織としての学び合いが展開していくことになっていくだろう。

　日本の授業研究は、学校、さらには日本という枠組みを離れ、今や「レッスンスタディ」という名称で、国境を超える広がりを見せている。それは、子どもたちの成長を軸に、教師同士が探究の深まりを協働で探究するモデル、そしてその営みがやがては学校という組織を学び合いのコミュニティにしていく可能性が世界的に理解されているからである。

　以上のような省察のサイクルのらせん的な展開をもつ授業研究の事例を取り上げてみたい。

---------------------------- 事例 ----------------------------

　ある中学校での授業研究は、その学校組織がもつ課題について、10年以上に及ぶ授業研究の展開を、3つのサイクル区分にまとめたものとなっている。

　サイクル1は、最初の2年間で、以前に授業研究をとおして学校改革をめざした教員たちが存在していたことに注目し、その目的を担った前任者に対するインタビューを行い、同時にその2年間に及ぶ公開授業と、授業研究会を録画したビデオをもとに学内での省察的実践としてまとめている。

　サイクル2およびサイクル1の途中からは、「授業研究会をとおした新任教師の授業観の変容」を追跡している。1つは、新任教師の2年間にわたる、授業研究をめぐる省察的実践サイクルのらせん的な展開をまとめている。「1年目前期の授業実践で、授業規律、生徒指導、知識・技術の教授を特に重視していました。しかし、2年目になると、生徒の学びを中心に据えた教育内容の精選、協同学習の推進、生徒の多様性への理解へと授業実践の強調点を移行していったのです。この強調点の移行を促したのが授業研究会だったということは、一目瞭然でした」[3]。

　またサイクル2で授業研究を続けていった新任教師たちは、個々の授業観の変容に加えて、授業研究が子どもの学びの変容、同僚教員との学び合い、さらには学校組織の改革につながるという意識変容の学習を行っている。

　サイクル3では、以上の授業研究の成果を、次につなげるという「世代継承」の観点から、元教師、そして現職の教師たちの学校改革・授業改革の10年に及ぶ長期実践記録をまとめている。

解説

この、長期にわたる授業研究のまとめをデザインした大学院教員は、授業研究は、授業者自身の省察的実践にとって意味があるだけでなく、参観者である同僚教師にとっても、さらには新たに学校に入ってくる教師たちにとっても意義があるとして、以下のように述べている。

〔授業研究の〕主体者は、学校で連綿と続く教育実践と改革の挑戦に同行し続ける必要があります。学校の変化を促した協働研究者としての責任を自覚し、協働研究者であり続け、さらなる実践の変化と進化を学校とともに生み出していくのです[4)]。

この長期の授業研究の事例では、日本の授業研究・レッスンスタディが、子どもたちの探究スパイラル(らせん)、教師たちの探究スパイラル、さらには学校改革のスパイラルという、3つの省察的実践サイクルのらせん的な展開を示していると言ってよいだろう(**図1-16**)。

図1-16では、Dは授業の「デザイン(Design)」、Pは授業の「実践(Practice)」、R^1は対話に基づく授業の「省察(Reflection)」、そしてR^2は授業実践の「再構築(Reconstruction)」にあたり、それらがらせん的に展開されていることがわかる。

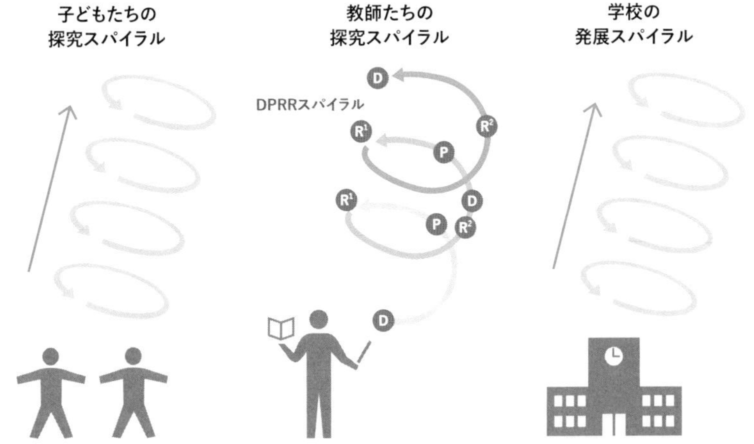

図1-16　授業研究における子どもたち・教師集団・学校の省察的実践サイクルのらせん的な展開

木村優，岸野麻衣：授業研究――実践を変え，理論を革新する．p.30，新曜社，2019．をもとに作成

授業研究・校内研究と職員室の変化

省察サイクルのらせん的な展開が、教師個人、担任集団、学年集団、教職員集団、さらには教職員集団と大学教員との協働の学び合いへと発展し、それをとおして「職員室が変わった！」といった、組織・機関の変化にまで至る事例がある。その記録をまとめた書物『「校内研究・研修」で職員室が変わった！――2年間で学び続ける組織に変わった小金井三小の軌跡』[5]は、1人の学校教師の「職員室をよくしたい」という思いから出発し、職員室の構成メンバーと、支援者である大学教員を巻き込んだ2年間の実践と省察の記録である。

　教師個人や教職員集団の学び合いを充実させていくことはもちろん重要であるが、著者の村上らはそれ以上に「職員室の変革」を目標に位置づける。個々の教師がばらばらになっている職員室を変える場合、伝統的な意味での、みなが同じ方向に向かうといった、一体感が求められる「共同」ではなく、各教師の個性や自律性を生かしたうえでの「協働」をめざすようになる。その協働の手段として校内研究・研修を位置づけ、「校内研究・研修を通じた組織開発、つまり職員室の変革」という組織学習のデザインをつくり、実践していくのである。

　組織学習の具体例として、①日常的な対話の機会をつくる、②子どもが授業で行った学びを教員も体験する（学び手感覚を磨く）、③研修でやったことを日々の授業で生かせるようにする（入れ子構造）、④実践コミュニティをつくる、⑤みんなの研修をみんなでつくる、といった仕掛けをつくり、実践しては省察サイクルを回し、らせん的な展開を繰り返していったのである。

　ここで取りあげた書物は、学術的な研究書ではなく、実践記録に基づく省察のサイクルのらせん的な展開をまとめている。その点では、後述する「グッドプラクティス」（第2部第2章第3節）に位置づけられるだろう。レポートや研究論文をまとめる際の先行研究には、学会誌に掲載されている学術的なものだけでなく、このようなグッドプラクティスをも含めて取り入れていくほうが、豊かな問い（リサーチクエスチョン）が生まれ、また研究成果の実践的な適切性も保てるのではないだろうか。

第2節 専門職集団内での交流と資質・能力の向上

　私たちの省察的実践サイクルのらせん的な展開は、私たちの所属する機関や組織の改善から、さらに広がりをもつことができる。

現職研修のあり方の改善

　1つは、自分が所属する専門職集団を対象とする現職研修において、省察的実践サイクルのらせん的な展開を回していくことである。

　対人関係専門職を含めて、専門職という社会的評価が得られる要素として、養成制度に並んで現職研修制度の確立があげられている点は、第1部第1章で指摘している。学校や職場以外の、専門職集団の機関や協会（都道府県・市区町村の教育委員会、日本看護協会、日本社会福祉会など）は、それぞれの専門分野で学ぶべき「課題」をテーマとする現職研修を企画し、実施している。

　現職研修には、すでに対人関係専門職として仕事をしている専門職が参加しているが、臨床現場にいる専門職のほか、養成課程の教師も、現職研修参加者に位置づけられる。看護関係を例にとると、病院の看護師に加えて、看護学校教員も、現職研修参加の対象者になると言える。

　それでは現職研修を、省察的実践サイクルのらせん的な展開にしていくためには、具体的にはどのような方策が必要になるだろうか。

　ここであらためて、第1部第1章にある、対人関係専門職の資質・能力の種類を再掲してみたい。

A 問題解決・課題達成の技能

B 専門分野の指導・助言の知識／技術

C マネジメントの知識・技術

D かかわり合う相手との対人関係能力

E 対人関係専門職観の錬磨

F 対人関係専門職の成長に向けた探究心

　これは、対人関係専門職の資質・能力が6つの層を構成しているという考え方である。A〜Cの上層は目に見える、外からの評価のしやすい資質・能力であり、現職研修でもよく取り上げられている。したがって、外からの評価は難しいながらも、より普遍的で根源的ともいえるD〜Fの資質・能力に注目し、

それらを省察する機会を現職研修プログラムに取り入れる必要がある。現職研修では、最新の専門的知識・技術を習得することで終わらずに、専門職集団にとっての基本的な理念、信念をめぐる省察的実践のサイクルを回し、さらにはその営みをらせん的に展開できるような研修プログラムを用意することが必要であり、また可能である。

　D～Fの省察を中軸に据える現職研修プログラムは、D～Fそのものの資質・能力の向上に加え、結果として上位にあるハウツー的なA～Cの資質・能力をも枯渇させず、意味あるものにするだろう。それぞれの対人関係専門職の現職研修プログラムではA～Cが大半を占めているのが現状であり、D～Fを、とりわけ対人関係専門職ではDの対人関係能力の錬磨のプログラムを積極的に取りあげることが、それ自身に加えてA～Cの錬磨を含めた全体の資質・能力の向上に貢献することになる。

省察サイクルのらせん的展開を支える現職研修

　現職研修制度の改善は、D～Fの信念や価値観をめぐる資質・能力の向上を軸に据えることだけにとどまらない。

　たとえば、A～Cをテーマとするハウツー的な現職研究プログラムそのものであっても、研修の時間内でのていねいな話し合いや、終了後の振り返りシートに、自分自身の実践と重ね合わせて省察する要素を取り入れることで、自分自身の省察的実践のサイクルのらせん的展開、さらにはかかわり合う相手、そして組織をめぐる省察的実践のサイクルとそのらせん的な展開へとつなげることが可能になる。

　事例として、昨今の喫緊の課題である医療過誤や対人関係のトラブルを防ぐための、「安心・安全」の研修プログラムを取り上げてみたい。

事例

　研修講師は、プログラムなどでそれぞれの専門職分野で求められる「安心・安全」の定義と必要性、「安心・安全」をめぐる論点を説明することになるだろう。また、ケーススタディを用意し、参加者同士で話し合う時間を設けることもできる。

　このような、それぞれの専門分野での「課題」をテーマとする研修プロ

グラムは、テーマの違いはあっても一般に実施されている。

·· 解説 ··

　このプログラムでは、参加者は表1-1のA「問題解決・課題達成の技能」
をハウツー的に学ぶことで終わり、実際に「活用」できるような資質・能力を
十分に養うことはできない可能性がある。そこで、研修プログラムとしては、
D〜Fを意識した、以下の進め方を考えることができる。

- 講義、あるいはケーススタディをめぐってグループで話し合う際に、講義
  内容の確認やケーススタディの確認に加えて、「自分自身の実践と重ね合わ
  せて考え、話し合う」よう問いかけ、その時間を用意する。
- 研修後の振り返りシートや業務報告書では、研修内容の記載に加えて、「自
  分は今までこうだったが、次の点を省察し改善に生かして実践したい」な
  ど、自分自身の実践の省察について言及してもらうようにする。
- 次回に、同じ内容の研修が同じ講師で実施される場合には、省察のらせん
  的な展開を意図して、2つの研修の合間に職場で実施してみた実践の省察と
  改善の営みを、グループでていねいに検討し合う時間を設ける。
- ディスカッションで共有する個人情報については公にしないという約束に
  し、グループ・ディスカッションを、安心して参加できる場にしていく。

6 省察的実践サイクルをらせん的に展開する

「育てる制度」と「育つ道筋」

　それでは、D〜Fを軸にして現職制度を改善することは、対人関係専門職の
資質・能力の向上にとって必要かつ十分な条件であると言えるだろうか。

　現職研修制度は、養成制度と並んで、対人関係専門職を「育てる制度」であ
る。しかしながら、省察的実践のサイクルのらせん的な展開という視点は、研
修制度でのみ展開されるものではない。対人関係専門職が、自分自身で実践の
前後で振り返り、改善点を模索していく作業が出発点になっている以上、それ
は現職研修制度の枠内でのみ成立する営みではないことになる。

　学校教師の場合、「生涯学習としての教師教育」を理解していくうえで、養
成制度を中心とする「教師を育てる制度」と、教師になってからの長期間の、
また幅広い内容を含む「教師が育つ道筋」を区分し、後者の教師が育つ道筋に
おいては、現職研修の充実のほかに、インフォーマルな学びを位置づけ直す必

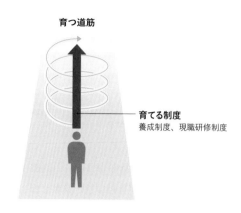

図1-17　育てる制度と育つ道筋

要性を指摘する考え方がある(**図1-17**)[6]。

　そこでは、対人関係専門職としての教師が育つ道筋のなかに、教師自身の個人的で自発的な「自主研修」に加えて、職員室での何気ない、インフォーマルな語り合いを入れることは可能である。あるいは、問題を抱える世話の焼ける生徒との「出会い」をきっかけとし、その出会いを自己の資質・能力をめぐる省察と実践の改善につながるものとして位置づけることも意味をもつ。

　インフォーマルなやりとりや「出会い」を、対人関係専門職としての資質・能力の向上につなげ、省察的実践のサイクルのらせん的な展開を回していくためには、出会いという偶然のきっかけを、成長につなげる姿勢や意欲が大事になる。それは、第1章の表1-1の、F「対人関係専門職の成長に向けた探究心」が意味をもつことになるだろう。

　ここからは、修士の学位をもち、能力や学力的には上位と評価されているある女性教師が、小学校に赴任してから生徒や保護者の意見を柔軟に受け止めきれなくなり、担任不適応で休職に追い込まれたという事例を取り上げてみよう。

-- 　事例　 --

　その女性教師は休職を続けていたが、しばらくたって、必要な書類を受け取りに職員室に出向いた。その際に、クラスの子どもたちが、「先生、久しぶり！　一緒に教室へ行こうよ！」と誘い、それを見て教頭が、「子どもたちと

行ってきなさい」と背中を押したという。そして、その２つの偶発的ともいえる出来事がきっかけで、その女性教師は３年の担任に復職し、教職を続けていくようになった。

.... ｜解説｜ ....

　子どもたちの声かけの事例などをふまえて、以下の指摘がなされている。

　「声かけ」とは普通は教師が子どもに対するはたらきかけを指すが、ここでは逆に子どもが教師に何気なくはたらきかけている。こんな思いがけない現実が「人間臭い経験」と呼ばれるのであろう。修士学位をもつことは「教師を育てる制度」上の事柄であるが、子どもによる「声かけ」は「教師が育つ道筋」に含まれる予期せぬ現実である[7]。

　予期せぬ現実は、ここで指摘された子どもの声かけに加えて、「子どもたちと行ってきなさい」と背中を押した教頭の発言にも見られる。

　この事例で注意すべきなのは、子どもたちの声かけと教頭の背中押しがあれば、必然的にその教師が復職したわけではない点である。おそらく教師自身も、復職の可能性を模索していたと言えるだろう。Ｄの「対人関係能力」、Ｅの子ども観・教育観の錬磨が続いていて、またそれ以上に、一番見えにくい、Ｆの「探究心」の省察と錬磨があることにより、はじめて、偶発的な出会いを自己成長につなげていくことができたのである。

　こうしてみると、私たち対人関係専門職が「育つ道筋」は、現職研修とは別の目に見えにくい、本人も気づきにくい、自分自身の対人関係能力やその対象者観、そして何よりも、専門職への探究心の錬磨のうえで、「インフォーマルな出会い」のなかに存在するのである。

　インフォーマルな出会いがもつ意味を考えるならば、現職研修だけではなく、それぞれの養成課程においても、たとえば実習で、これから向き合うことになる「かかわり合う人びと」との出会いの機会を豊かにすることも、必要になってくるだろう。「育つ道筋」を大事にしたインフォーマルな出会いの機会をつくることは、養成課程でも可能なのである。

6

省察的実践サイクルをらせん的に展開する

第3節 多職種集団との交流

チーム学校・チーム医療・多職種連携

　私たち対人関係専門職が抱える課題の多くは、個人の努力でも、また同じ専門職のチーム連携によっても、解決が容易ではなくなっている。つまり自分が所属する専門職集団に加えて、関連するその他の専門職やNPO団体などとの連携・協働を模索しなければならない時代と言えるだろう。たとえば、医療現場では、看護師や医師に加えて、病院外の施設や保健師などの専門職との「チーム医療」が展開されている。学校教育の分野では、学校内はもちろん、学校外の児童相談所などの福祉機関、NPO・ボランティア団体との連携を志向する「チーム学校」が奨励されている。さらに社会福祉分野では、地域での福祉のあり方として、「多職種連携」が主張され、実際に数多くの実践が進められている。

　省察的実践サイクルのらせん的な展開は、自分自身やかかわり合う相手、組織や同じ専門職集団でも求められているが、さらに、異分野の専門職集団との連携・協働を持続的なものにするのに必要なプロセスに位置づけられる。

　同じ専門職集団にあっても、連携・協働は容易とはいえないプロセスをふむが、さらに、知識・技能も、資質・能力も異なる可能性が高い異分野専門職集団における、集団の省察のサイクルのらせん的な展開を伴う連携・協働は、予想以上に難しい作業になると言えるだろう[8]。

本物のプロフェッショナルとは

　異分野専門職集団が連携・協働する場合に基本となるのは、「本物のプロフェッショナルとは何か」の確認ではないだろうか。ここでは、本物のプロフェッショナルは異分野の専門職の間を橋渡しする役割ができる人だという考え方を見ていこう。

　本物のプロフェッショナルは、自己の専門的知識や技術を磨き上げて問題を解決するというよりは、異分野の人とチームを組み、一緒に語り合い、解決策を協働で探ることのできる専門職である。そのためにも、自らの専門性をわかりやすく伝える資質・能力を磨き上げることが必要となる。そうすれば、異なる専門的知識・技能の相互交流をとおして、全員の専門職性を生かしながら、

複雑で多様な現実に向き合い、協働で解決を模索する道筋が開かれていくようになる。たとえば、以下のような指摘がある。

　他の専門家とコラボレートできること。それが専門家の定義です。他の専門家とコラボレートできるためには、自分がどのような領域の専門家であって、それが他の領域とのコラボレーションを通じて、どのような有用性を発揮するかを非専門家に理解させなければいけません。……専門家は「自分の専門領域での符丁が通じない人たち」と密度の高いコミュニケーションができなければいけない[9]。

　私たち対人関係専門職は、専門分野の知識・技術を用いて問題の解決を図れる人たちであるだけでなく、異分野の対人関係専門職や一般人にも、自分の専門についてわかりやすいことばで伝えることができ、他の人びとの話を聴きながら、共通項を探り当てることができる人ということになる。
　また、異分野集団での省察的実践サイクルを１回だけで終わらせるのではなく、らせん的に展開していくことも必要になるのではないだろうか。

実践と理論のあいだの翻訳者
　異分野集団とのコラボレーションの際に求められる、別の資質・能力として、専門のことばを誰にでもわかる日常のことばに翻訳する役割がある。
　自分の専門家集団のなかだけで通用する狭い枠組みで終わるような、いわば身内の共同体、「ジャーナル共同体」に忠誠を尽くすのではなく、「自分の研究成果が社会のなかにどう埋め込まれていくのかを想像できる能力」[10]を身につける必要性から、専門的で学術的なことばを、みながわかる実践のことば、日常のことばに翻訳する作業が求められる。
　たとえば、研究者が対象となる実践に参加することを、社会学の専門用語として「介入」と呼ぶことがあるが、これはかかわり合う相手や他の専門職集団にはわかりにくい可能性がある。介入ではなく「介入参画」[11]、端的に「はたらきかけ」と言い換えるとよいだろう。
　看護師にとっての「反射」「側臥位」「清拭」、学校教師にとっての「スクールリーダー」「GIGA スクール」、社会福祉職員にとっての「モニタリング」、保育士にとっての「孤食」「混合栄養」、カウンセラーにとっての「インナーチャイ

ルド」「アンカー」などはよく用いられるが、他の専門職集団にとってはいずれも意味内容が明確とは言えない。というのは、それらは専門職集団の共同体固有のいわゆる「ジャーナル共同体」の専門用語になっているためである。自分たちの集団だけで通用することばになっていないか、第三者からみてもわかることばになっているかどうかという観点で再検討し、だれもが了解可能なことばへの翻訳作業を試みるとよいだろう。

　第3部で取り上げる、実務家教員の「実践のことば」も、多くは、実践・臨床の現場と学問界、実務家教員と研究者教員との間を、実務家教員が翻訳者として橋渡しをしているなかでのことばと発言になっている。

看護師集団の省察から看護師・医師間の省察へ

大学院や看護系の学校・大学の研修で、看護師や看護教員の省察について講演をすることが多くなっている。講演では、省察的実践について定義をし、看護の場合での省察的実践の事例を検討している。そして最後には、省察的実践のサイクルのらせん的展開の話をするが、終わってからの振り返りシートで、嬉しい意見をもらうことがある。

「コロナ陽性患者入院連絡などがあり、気持ちが休まることがない毎日です。そんななか、先生の研修は『自分を取り戻す時間』になっていると感じます。看護師である自分、後輩看護師とかかわる先輩看護師としての自分。それぞれ役割は違いますが、どんな自分でありたいのかを毎回考えながら参加しています。また、自分が学んだことを後輩に伝える努力をしています」。

自分自身や看護師同士での省察の大切さを述べており、省察サイクルのらせん的な展開を継続しようとする姿勢には、頭の下がる思いがする。研修に参加した別の看護師からは次のような感想も届いている。

「カンファレンスでは看護師同士で省察のサイクルを回すことは実践していますが、チーム医療での省察的実践についてはまだ自信がありません。医師からの判断をそのまま受け入れる傾向が強くて、チームでの省察的実践は、どうしたらうまくいくのか見通しがつきません」。

チーム医療での省察的実践のサイクルは、なかなか大変そうである。私の大学院で学んだ管理職の看護師は、院内での医師と協働の省察的実践について、次のような事例を紹介してくれた。

「コロナ禍では、医師からの指示が中心になりがちでした。そこで看護師間で、医師に看護師の考えをどのように伝えられるのかを話し合いました。看護師同士のカンファレンスで意見をまとめ、チーム・カンファレンスでは医師に、"私たち看護師はこう思いますが、いかがですか"と述べることにしました。最初はとまどっていた医師は次第に"少し考えてから回答したい"になり、"一晩たって考えたが、今回は看護師の意見を取り入れよう"になり、最近は"一緒に考えよう"に変化してきたのです。看護師と医師の間でも省察的実践のサイクルを回すことはできるのですね」

みなさんは、同じような経験をしているだろうか。

> **まとめ**

省察的実践サイクルのらせん的な展開をめぐる問いかけ

❶ 省察的実践は1回で終わるものではなく、何度も繰り返されるものであるという考え方を、どのように受け止めますか。すでに実践されていますか。

❷ 省察的実践を繰り返すことは、学習支援においてもあてはまるという考え方で、思い当たる経験はありますか。

❸ 省察的実践を繰り返すことは、みなさんが所属する機関や組織が「学習する組織」になるために必要であるという考え方は、どのように受け止めるでしょうか。

❹ 本物のプロフェッショナルは高度な専門的知識・技術をもつ人というよりは、「多職種の人びとにわかりやすく説明できる人、他者とコラボレートできる人」であるという考え方について、自分の経験と照らして省察してみましょう。

文献

1）鈴木康美：学習する組織としての看護実践のリフレクション．総合医学社，2022．
2）木村優，岸野麻衣：授業研究——実践を変え，理論を革新する．p.2，新曜社，2019．
3）木村優：学校組織のアクション・リサーチ研究——高校における学校改革のアクション・リサーチを中心に．秋田喜代美・藤江康彦編著．これからの質的研究法——15の事例にみる学校教育実践研究．p.215，東京図書，2019．
4）前掲3），p.222．
5）村上聡恵，岩瀬直樹：「校内研究・研修」で職員室が変わった！——2年間で学び続ける組織に変わった小金井三小の軌跡．学事出版，2020．
6）今津孝次郎：教師が育つ条件．p.22，岩波書店，2012．
7）前掲6），pp.23-25．
8）異分野専門職集団の協働に関連して、対人関係、省察的実践に加えて組織開発の観点からまとめているものに，河田卓：いい仕事とは？——組織開発を省察的実践の視点で問い直す．看護教育，65（4），pp.398-404，医学書院，2024．河田は対人関係専門職の資質・能力の省察について、「探究心」⇒「専門職観の錬磨」⇒「関係性」の順番での省察を提唱している点でも注目に値する。
9）内田樹：街場の教育論．pp.93-94，ミシマ社，2008．
10）藤垣裕子編：科学技術的社会論の技法．p.69，東京大学出版会，2005．
11）今津孝次郎：学校臨床社会学——教育問題の解明と解決のために．p.68，新曜社，2012．

第2部

省察的な記録・
レポート・論文を
まとめる

「経験省察型」の論文

　第2部では対人関係専門職が自らの実践や学び、実践の探究を記録やレポート、論文にまとめることについて検討する。まず、実践をことばを用いて語ることと、実践を記録・レポート・論文の形で書くことの性質について、検討することから始める。

　対人関係専門職の学びは、それぞれの分野の養成課程でも、就職してからの現職研修でも行われている。学びや研究は、個人で行う実践の省察、職場の内外での現職研修をはじめ、学術的な研究レベルの活動までの広がりがある。また、学びや研究成果をまとめることについても、実践記録やレポートから学術的な論文までの幅の広さがある。ここでは、実践記録やレポート、論文をまとめて「レポート・論文」と記すことにしたい。

　本書では、どのようなレポートや論文であっても、身につけた知識や技術を相手や事象にあてはめて問題の解決を図る技術的熟達者としてよりは、複雑な事象や実践について、実践の省察と改善を繰り返す省察的実践者としての学びと研究に注目したい。

　また対人関係専門職にとっては、厳密な研究方法を用いて実証的に研究する仮説検証型ではなく、実践・臨床の現場から出発し、成果を現場に戻していく経験省察型の論文が重視されることについて、論文を書き進める順序に即して検討したい（図2-1）。

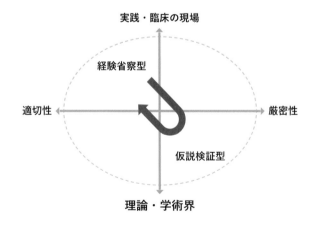

図2-1　対人関係専門職のレポート・論文

第1章

省察的に語る、省察的に書く

　私たちが省察的実践者として、また成人学習者、学習支援者として、自分や
かかわり合う人びととの実践の質の向上や改善を図かろうとする営みは、はたし
て「研究」という名前に値するものなのだろうか。実践と学びと研究との関係
について、あらためて、省察的実践の考え方をヒントに検討してみることにし
よう。

第1節 実践を省察的に語ることは研究である

　「研究」ということばを聞くと、私たちは一般に、実践・臨床の場から離れ、
デスクワークで文献や資料を読み込み、研究仮説を立てて一定の調査方法で調
査をし、調査結果をレポート・論文をまとめるというイメージをもつことが多
い。しかし研究は、デスクワークにとどまるものなのだろうか。私たち対人関
係専門職にとっての実践と研究のあり方について、検討することにしたい。

対人関係専門職にとっての実践と研究

　第1部第6章で述べたように、対人関係専門職は対人関係やコミュニケー
ションのあり方などを省察し、省察の成果を次の実践に生かし、実践を改善し
ていくという、省察的実践サイクルをらせん的に展開する営みを行っている。
こうした営みと「研究」はどのように関係しているだろうか。次の考えは教師
の例であるが、対人関係専門職一般に広げることもできる。

　〔対人関係専門職が研究を行う理由は〕研究とは実践についての省察プロセスを
示すものであり、専門職という役割の中核に位置づく活動であるという答えであ
る。もうひとつは、研究は教育活動や学習活動の質を高め、維持するための重要
なツールであるという答えである[1]。

　この説明をふまえるならば、実践の省察をとおして、自らの教育活動・学習活動の質を高める、省察的実践サイクルのらせん的な展開は、対人関係専門職にとっての「研究」を意味していることになる。

実践を物語る

　実践・臨床の場において、対人関係専門職としての自らの実践を省察し、それをふまえて実践を改善し、実践の質を向上させるという場合、省察の方法としては、レポートや論文の形で文章化することに加えて、自らの実践を「語る」ということもある。最初に「語る」ことについて検討しよう。

　自らの実践を「語る」という方法には、2種類がある。1つは、事実関係を「説明する」ことであり、もう1つは、実践や出来事の意味や経験を「語る」ことである。そして後者の実践の意味を語ることは、「物語り」「ナラティヴ」という表現が適切であろう。

　物語ること、ナラティヴとは、「〈人生の圧倒的な多様性〉を〈物事の単純な順序〉として示すこと」[2]である。たとえば看護領域では、物語ること・ナラティヴについて次の説明が行われている。

　「物語り」「ナラティヴ」は、語りの内容に加えて、誰との間で、どのような状況の中で語られたことなのかということも、重要なポイントになります、人は、それぞれの文脈の中で、出来事を意味付け、再構成しています[3]。

　物語りやナラティヴでは、事実関係を「説明する」ことをとおして、研究指導者や仲間など、話す相手を説得することよりは、かかわり合う相手との関係のなかで、具体的な文脈や経験をふまえながら、体験した出来事を語り合う仲間とともに意味づけていくことに焦点が置かれている。

語り合い・聴き合うラウンドテーブル

　「物語る」ことには、私たち1人ひとりが個人で行うモノローグがある。また、人びととの関係性を保ち、コミュニケーションを図ろうとする対人関係専門職の場合には、お互いに語り合う・聴き合うという形式や方法も大事にされている。

　たとえば、語り合い・聴き合う「ラウンドテーブル」がある。私は大学院で、多様な職種や背景をもつ対人関係専門職の大学院生向けに、年2回ラウンドテーブルを実施している。

　このラウンドテーブルは、原則として4人が1組となり、1人15分ほど自分の仕事上の経験や悩みなどを物語り、次の15分で語り手と聴き手とがその物語をめぐるやりとりを行う。私はこの作業を4回繰り返している。

　語り手は、タイトルと語る項目のみをリストアップした「語り合いのメモ」をもとに、発表ではなく、聴き手の表情やうなずく様子を見ながら「物語る」。聴き手は語り手のライフヒストリーや語りの文脈をていねいに聴きとり、そのあと物語った内容の意味や事実確認を問いかけ、語り合う。

　語り手は、自分の経験やライフヒストリーを物語ることで、表に出してこなかった自分自身の信念や価値観が明らかになることを体験する。信念や価値観をことばにすることで、そこから、「これでよかったんだ」という自己肯定感が芽生える人もいる。

　他方で、聴き手からの事実の確認や理由の確認をめぐる問いかけをとおして、同じ対人関係専門職でも、異業種にはすぐには通じない考え方があることにも気づくようになる。問いかけを受けてことばの意味を再吟味し、語り直すうち、表に出てこない暗黙知のままだった信念や価値観に気づくこともある。異業種の参加者からの問いかけを受けて、無意識に身につけていた自らの考え方の枠組み（メンタルマップ）に気づき、省察し、そこから意識変容の学習に進むこともある[4,5]。

　ラウンドテーブルはこのように、一方では、暗黙のままになっていた信念や価値観をことばにすることで自己肯定感を育むことができ、他方では、ほかの参加者からの問いかけをとおして、自分の信念や価値観を再検討する機会にもなっているのである。

　ラウンドテーブルでは一般的にファシリテーターが置かれるが、ファシリテーターの役割としては時間の管理よりは、何でも率直に語ってよいという、本音が言える安心・安全な学習環境への配慮が大事になるだろう。また、信念や価値観を語ることは、自分の内面に深く入っていく営みでもあるので、あまり結論を急がない進行が必要になる。次のような指摘が参考になるだろう。

　ラウンドテーブルは……ときとしてことばに詰まる場面があったとしても、考えをまとめることを急がせたり、性急な結論を求めたりすることのないよう、学び合いの雰囲気や環境を大切にしていく必要がある[6,7]。

第2節 実践を省察的に記録する

　省察的実践者が実践を省察するためには、実践を物語ることのほか、実践について書くという方法を用いることもある。文章による省察と言語化について検討してみよう。

さまざまな書くこと

　書くことには、出来事や事実関係をそのまま「記録する」こともある。それに加えて、さらに別の書くことがある。

　まず、根拠に基づいて相手を「説得する」ために書くことがある。「説得する」目的で書く場合には、かかわり合う相手を説き伏せることが目的となり、そのために、データやエビデンスの収集に力点を置くことになりやすい。説得するための書くことは、省察的実践者というよりは技術的熟達者としての書くことになるだろう。

　次に、相手に向けて事実関係や理由を「説明する」ために書くことがある。自らの、対人関係をめぐる暗黙知を表出させるという意味では、暗黙になっている感じたことや理由について、自分の考え方の枠組みを表面化し、「説明する」ための書くことが意味をもってくる。

実践記録としてのプロセスレコード

　対人関係専門職では自らの実践を記録する際にプロセスレコードを用いることもある。看護の定義であるが、プロセスレコードは、「対象と看護師の相互関係を振り返り、『患者の言動を読み取る』『知覚された患者の言動から看護者に生じる思考・感情の妥当性を確かめる』『看護者の言動が他者に与えた影響を振り返る』ことを目的として看護教育等で利用」[8]されるものである。

　プロセスレコードでよく見られる形式としては、1番左にかかわり合う人びとの言動、2番目に自分が感じ・考えたこと、3番目にそれを受けて行動した

表2-1　プロセスレコードの例

学生氏名		記載日：実習　　　日目	
場面の説明		プロセスを起こす理由	

対象の言動・状況	感じたこと・考えたこと	自分がとった行動	分析・考察
プロセスをとおして学んだこと		指導者からの助言	

こと、そして、4番目として、右側に事後に自分の感情や考え、行動の意味を分析・考察して記載するものである。

　2番目と3番目が、その場での「行為の中の省察」についての記録であるのに対して、4番目は「行為についての省察」を記載することになる（表2-1）。

　プロセスレコードは、その場で「自分が取った行動」や「感じたこと・考えたこと」を記録するなど、行為の中の省察を行うことができるという利点がある。それだけでなく、終了してから、自分の行動や感じたこと・考えたことについて「分析・考察」するといった、「行為についての省察」を行うことができるという点でも、省察的実践者である対人関係専門職にはふさわしい「実践記録」になっている。とはいえ、プロセスレコードでの記録は養成段階ではトレーニングとして普及しているが、臨床現場では時間がとりにくいこともあり、あまり活用されていないようである。

省察的なジャーナル

　プロセスレコードとは異なる、省察的なジャーナルという実践記録のとり方も開発されている。省察的なジャーナルは、「出来事を記録する」「次回にどう

表2-2　省察的なジャーナル

出来事を記録する
次回にどう変えるのかを 計画する
変化を実施したときに何が 生じたのかを記録する
変化がどう機能したのかを 評価する

N・アップルヤード, K・アップルヤード他著、三輪建二訳：教師の能力開発――省察とアクションリサーチ. p.183,
鳳書房, 2018.

変えるのかを計画する」「変化を実施したときに何が生じたのかを記録する」
「変化がどう機能したのかを評価する」の4段階でまとめるものである。
表2-2に、省察的なジャーナルのサンプルを示す。

　プロセスレコードは、かかわり合う人びとの事実関係をできるだけ記載する
ことにより、事実や出来事に対する思いや考え、行動を省察することに適して
いる。しかし省察的実践は1回の省察では終わらず、省察サイクルをらせん的
に展開していくものである。その意味では、思わぬことを含めた「出来事を記
録する」作業から始まり、それに対して「次回にどう変えるのかを計画」した
のか、そしてかかわり合いの「変化を実施したときに何が生じたのか」を記録
し、「変化がどう機能したのかを評価する」というサイクルをもつ省察的な
ジャーナルは、省察的実践のサイクルが1回で終わるのではなく、そのらせん
的な展開を明らかにできる利点があるといえる。

第3節　省察的なレポート・論文を書く

　実践を語る、実践記録をまとめることの次は、レポートや論文を書くことに
ついて検討しよう。実践や学びをレポートや論文としてまとめることで、自ら
の対人関係能力の向上や実践の改善について、文章の形で自己省察ができる。
　ここでは、現職研修でのレポートと、より学術的な論文に分けて検討してみ
たい。

現職研修とレポート

　対人関係専門職は職場で、また専門職団体が主催する「現職研修」に参加する機会がある。現職研修では、参加記録としてのレポート（報告書）の提出が求められることがある。しかし、レポート（報告書）の提出が形式的なものにとどまる場合、第1部の**表1-1**にある対人関係能力（D）、専門職観（E）、探究力（F）を磨くことには至らない可能性がある。ある小学校教師の発言の例であるが、レポート作成が形骸化されることには注意が必要だろう。

　〔研修参加の〕証拠書類が入り用なのでしょうか。研修ごとに報告書を提出しなければならず、研修関係の書類作成に時間が取られるのです。各研修が教師の資質・能力の向上に効果があれば何も言うことはないのですが、勤務が断片化されて多忙さだけが強まるようではまったく逆効果で、何のための研修なのか分からなくなります[9]。

　こうした指摘にあるように、実際には、研修に参加したことを証明するだけの、あるいは出席していたことを確認するだけの、義務的なレポートが多くなっている。省察的実践を行う対人関係専門職は、対人関係能力や専門職観、探究心を記載できるレポートをまとめることを心がける必要があるだろう。

仮説検証型と経験省察型

　レポートや論文をまとめる場合、書き方のパターンに注目すると、仮説検証型のレポート・論文と、経験省察型のレポート・論文の2つのタイプに分けることができる。仮説検証型と経験省察型の特徴をまとめると、**表2-3**のようになる。

　仮説検証型は、学術的な先行研究を読み、先行研究における課題不備を探し出したうえで、問題の解決をめざした研究テーマとリサーチクエスチョンを立てるものである。そして、調査によりエビデンスを導き出し、厳密性に基づく研究方法と分析方法で検証し、学術的発展に貢献できる結論を出すことが求められている。

　レポートや論文についての評価基準も、以下のようになる。

表2-3　仮説検証型と経験省察型のレポート・論文

	仮説検証型	経験省察型
論文の目的	・研究の不備の指摘と学術的発展	・実践の改善と質の向上
問題の位置づけ	・問題の解決	・問題の複雑性・あいまいさに着目 ・問題の設定と解決
省察の位置づけ	・重視されない	・問題の設定や研究テーマの設定にかかわる ・論文執筆すべてにかかわる
ライフヒストリーの位置	・重視されない	・問題の設定や信念の省察において参照 ・メンタルマップの省察
学術的な知・先行研究	・研究の不備の指摘 ・新しい研究の開拓	・経験の省察と変容 ・グッドプラクティス
研究方法	・エビデンスを導き出す ・シングルループ学習 ・厳密性	・省察を深める研究方法 ・アクションリサーチ ・適切性
成果とその評価	・エビデンス・ベースド ・学術的発展	・実践現場への汎用性

・学術的な先行研究が吟味されているか

・リサーチクエスチョンが明確に提示されているか、一定の研究方法や分析方法に基づく厳密な分析がなされているか

・エビデンスに基づく考察が実施されているか

・結論は学術的に見て厳密性があるか、これまでの先行研究にない新しい知見を提示し、学会への貢献があるか

　これに対して経験省察型のレポート・論文は、対人関係専門職の実践や臨床の現場の問題をふまえて研究を進めるものである。そこでは自分自身の実践や経験を省察し、考察し、研究成果をまとめて臨床現場に還元することがめざされている。

経験省察型レポート・論文の構成とポイント

　経験省察型のレポート・論文は、実践と研究をつなぐという意味で、「橋渡し研究」「現場での研究」[10]とも呼ばれている。臨床現場での問題から出発し、実践をていねいに省察し、その研究成果を現場に還元する論文という意味で

は、私たち対人関係専門職にとってふさわしいレポート・論文であると言える
だろう。また、自分自身の実践と経験の省察としてアクションリサーチが用い
られることがある。

　私たち対人関係専門職にとって意味のある経験省察型のレポート・論文で
は、条件として取りあげることのできる項目には以下のものがある。

- 実践の改善と質の向上を目的とする
- レポートや論文をまとめるすべての過程で省察が重視されている

　「問題の解決」から「問題の設定」をめぐる省察がある

　自分自身の価値観や信念の省察がある

　自分自身の経験の省察と変容が行われる

- 実践や経験の省察にふさわしい研究方法・分析方法が用いられる
- 成果を実践や臨床現場へ還元する

　レポートと論文の構成と見取り図（表2-4）は、研究領域に対応してさまざま
なヴァリエーションが考えられるため、あくまでも1つの見本としてとらえる
とよいだろう。

表2-4　省察的なレポート・論文の構成と見取り図

第1章　研究の背景を説明する

第2章　研究テーマと研究目的
- 実践や臨床の現場の課題を明らかにする
- 課題に関する資料・先行研究のレビューを行う
- 課題に関する自分自身の経験・ライフヒストリーを整理する
  ※「はじめに」や、論文外の前扉に書くように、という指導になることもある
- 課題を絞り、研究テーマを設定する
  ※先行研究と自己の経験の両面で課題を絞り、研究テーマにする
- 研究目的とリサーチクエスチョンを設定する

第3章　研究デザイン：研究対象者・研究方法と研究倫理
- 研究対象者・研究期間を明らかにする
- リサーチクエスチョンに対応した研究方法を提示する
- 研究方法を自己目的化する研究方法原理主義にならず、研究方法は研究目的・リサーチクエスチョン解明の手段であることを確認する
- 研究倫理について言及する

第4章　調査の実施と分析
- リサーチクエスチョンに対応した研究方法を取り上げる
- 調査を実施し、結果を分析する

第5章　考察
- 分析結果の羅列に終わるのではなく、「厚い記述」を心がける
  ※厚い記述には、分析結果をかかわり合う人びとや対人関係専門職自身の背景、学術のことばとの往還、資料・先行研究との照らし合わせが含まれる
- 複数の研究方法を採用している場合には、総合した考察を行う
- かかわり合う人びとや自分の実践のことばとの結びつきを意識した考察を行う

第6章　レポート・論文の結論
- 研究テーマやリサーチクエスチョンを再掲し、照らし合わせてまとめる
  ※「リサーチクエスチョン1に対しては、このような調査結果が出て、考察の結果、以下のことが明らかになった」などの記載になる
- 研究成果は、科学的な厳密性より実践や臨床の現場への適切性を重視してまとめる
- 明らかにできなかった課題、これから継続したい研究などをまとめる

引用文献リスト
- 所属学界等の書式に沿って引用文献リスト（レファレンス）を作成する

謝辞
- 指導教員や、調査に協力してくれた相手への感謝の意を表すことが大事である

まとめ

省察的に語る・書くをめぐる問いかけ

❶ 対人関係専門職として、自らの実践について、実践の経験や信念について「語る」ことをどの程度心がけていますか。

❷ 対人関係専門職として、自らの実践について、実践記録やレポート、論文として「書く」ことをどの程度心がけていますか。

❸ レポートや論文をまとめる際には、自らの実践を省察するという観点を大事にし、「経験省察型」のまとめ方を心がけていますか。

文献

1) スーザン・ウォレス著, 三輪建二訳：教師がまとめる研究論文——質的研究・量的研究・アクションリサーチ. p.3, 鳳書房, 2020.

2) 中村雄二郎：術語集Ⅱ. p.184, 岩波書店, 1997.

3) 吉田みつ子著, 川島みどり編集協力：看護倫理——見ているものが違うから起こること. p.37, 医学書院, 2013.

4) 三輪建二：おとなの学びとは何か——学び合いの共生社会 増補版. 鳳書房, 2020.

5) 三輪建二, 三好加奈子, 吉尾美奈子, 杉本美恵, 石田智恵子：星槎ラウンドテーブルの企画・実施・振り返り——対人関係専門職間での「物語る」「聴く」の心の対話をとおして. 星槎大学大学院紀要. 2(2), 92-110, 2021.

6) 前掲4), p.86.

7) 学校教育や大学院で展開されている異なる学校種や異業種でのラウンドテーブルについて、実践、省察、実践コミュニティなどの言葉をもとに、ファシリテーターの立場から検討しているものに、川田奈津子：実践と省察をつなぐラウンドテーブル——福井大学連合教職大学院と星槎大学大学院のラウンドテーブルを事例に. 看護教育, 65(4), pp.390-396, 医学書院, 2024.

8) 春田陽子, 金子美千代, 小玉博子, 有村優子, 野中弘美, 稲留直子, 丹羽さよ子：プロセスレコードを用いたリフレクションの意義を考える：臨床経験のある看護師のリフレクション時の気づきの分析から. 鹿児島大学医学部保健学科紀要. 32(1), 45-54.2022.

9) 今津孝次郎：教師が育つ条件. p.5, 岩波書店, 2012.

10) 近藤克則：研究の育て方——ゴールとプロセスの「見える化」. pp.35-36, 医学書院, 2018.

第**2**章

課題を絞り込む

　第2章から第6章にかけては、第1章表2-4での構成の順番に沿いながら、経験省察型のレポート・論文のまとめ方について検討していく。

　レポートや論文では一般に、研究上の、あるいは自身の課題としてとらえる内容を絞り込み、テーマを設定する段階から作業が始まる。次に、研究目的と問い（リサーチクエスチョン）の設定が行われ、そこから研究対象者・調査期間・研究方法を何にするのかといった研究デザインを明らかにする作業が行われる。そのデザインに沿って、調査を行い、そこで得られるデータを分析し、考察し、結論や課題をまとめることで、レポートや論文は終了することになる（図2-2）。

　以上の流れは、仮説検証型のレポート・論文でも、経験省察型のレポート・論文でも同じであると言ってよい。とはいえ、省察を重く見る経験省察型では、それぞれの項目においても、実践の省察をふまえたまとめ方が必要になる。経験省察型のレポートや論文にふさわしいまとめ方について、それぞれの項目ごとに説明を試みることにしよう。

第1節 形式的に絞り込む：規模と実行可能性

　レポートや論文ではじめに取り組むのは、多様な背景のなかから、研究に値

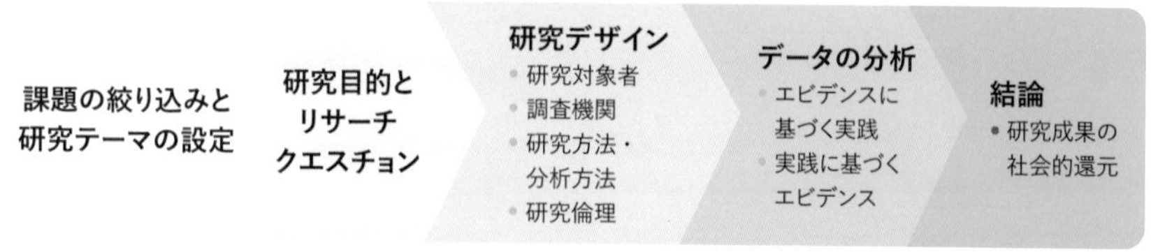

課題の絞り込みと研究テーマの設定	研究目的とリサーチクエスチョン	研究デザイン ・研究対象者 ・調査機関 ・研究方法・分析方法 ・研究倫理	データの分析 ・エビデンスに基づく実践 ・実践に基づくエビデンス	結論 ・研究成果の社会的還元

図2-2　レポート・論文の構成

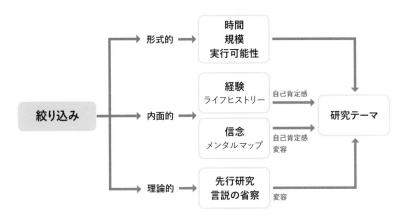

図2-3 課題の絞り込みと研究テーマ

する課題を絞り込み、研究テーマにしていくことである。

　対人関係専門職にとって、実践・臨床の場はショーンが言う「沼地」であり、そこでの課題は多様で複雑であり、またあいまいさを伴っている。そのため、何が課題であるのかを明らかにし、複雑な課題を絞り込むということは、想定する以上の一大作業になる。

　課題の絞り込みについてここでは、以下の論点を中心に、形式的な絞り込み、内面的な絞り込み、理論的な絞り込みに分けて検討していきたい(図2-3)。

- 大きな課題を絞り込もうという意欲をもつ
- 形式的：時間と規模・実行可能性の観点で絞り込む
- 内面的：経験や信念を省察して絞り込む
- 理論的：資料や先行研究により絞り込む

大きな課題の絞り込み：クジラからカツオ、カツオのたたきへ

　対人関係専門職である私たちは、ほぼ例外なく、いわゆる「大きな課題」をもって研究の道に入っていく。私が大学院で指導している大学院生の事例になるが、看護教員であれば「学生の実習指導のあり方について」、学校教員であれば「ICT教育について」、社会福祉の専門職員であれば「包括的支援とは何か」などが、研究での大きな課題にあげられるだろう。それぞれの課題は実践や臨床の現場に根ざした、また解決が求められる課題である。とはいえ、ま

だ、どこから切り込んでよいかわからない大きさをもっている。

　対人関係専門職が職場や仕事場で抱える課題は、幾重にも重なって複雑であり、あいまいさが伴うことが多いため、全体をざっくりつかむような課題になりがちである。また、仕事と研究の両立という限られた時間のなかで、課題を正確にとらえるだけの整理が十分にできないために、課題が大きくなることも考えられる。さらには、学費を投資していることもあり、いきおい、課題のすべてを解決するための研究とレポート・論文作成を期待してしまうこともある。以上のさまざまな制約のなかにありながら、研究に値する課題に絞り込み、テーマを設定することは、それほど簡単な作業とは言えない。

　社会福祉系の大学院生の事例を取り上げよう。

────────────── ▶ 事例 ◀ ──────────────

　大学院に所属する院生は、「ケアとは何か」という宇宙規模の課題をテーマに選んでくることがあるという。教員がもう少し絞りましょうと問いかけた結果、「介護士にとってケアとは何か」という地球規模のテーマになっていった。さらに、絞ってみましょうと問いかけていくうち、「新人介護士が取り組むケアでは何が重視されるか」という小規模な課題に行きついた。こうして絞り込んだ課題を1年次後半か2年次はじめには、論文タイトルである研究テーマ（「新人介護師研修において提供されるべきケアの内容と教育方法：A施設での取り組みから」）にまとめ、調査研究を開始することになる。

────────────── ▶ 解説 ◀ ──────────────

　その教員は、指導する院生たちに次のように語ることがある[1] という。

　「これ〔課題〕については『まな板に乗るものにしましょう』と言っています。その意味は、クジラを捕ってこようとしても無理だから、取りあえずマグロ一本釣れるのかどうか、カツオ一本釣れるのかどうか、さらにそれをカツオのたたきのようにしっかり料理できるのかということになります。『最終的にはお皿に乗った料理で見せてください』と言っています。研究者としてではなく、自分の身の丈に合ったものを探究していくのです」。

────────────────────────────────

*1 この教員については、第3部 p.222 にて紹介している。

この事例では、巨大なクジラ規模の課題からカツオ規模に、さらにカツオのたたき程度の大きさへと絞り込む作業が、上手なたとえで示されている。このようなたとえによるアドバイスは、対人関係専門職にとってはとてもわかりやすいと言えるだろう。

時間の観点での絞り込み

課題の絞り込みにあたり、はじめに比較的入りやすく、検討のしやすい、時間的観点での絞り込みから始めることにしよう。

現職研修には、仕事の合間に実施されるという時間上の制約がある。大学院での学修の場合でも、修士課程や専門職学位課程では原則として2年間、場合によっては1年間でレポート・論文をまとめることが求められる。

クジラからカツオへ、カツオからカツオのたたきへと絞っていくとしても、課題を絞り込んで研究テーマを設定するだけでも半年近くかかることがある。加えて、研究方法や調査のあり方をデザインし、実際に調査を実施し、分析と考察をし、レポート・論文をまとめるのに、さらに1年ほどかかることになる。

以上のようなさまざまな時間的要因を理解し、限られた時間に研究テーマを定めるならば、研究テーマの設定には、提出期限に間に合うよう早めに行うという観点が、現実的な意味をもつようになる。

規模と実行可能性による絞り込み

時間の要素に加えて大事なのは、「規模」と「実行可能性」である。

たとえば、「保育士にとって自由保育とは何か」という地球的な規模ともいえる課題からはじめて、少しずつ絞りこみ、「新人保育士は、自由保育をどのように学び、実践し、身につけていくのか」というクジラ規模の課題を経て、「新人保育士が自由保育を身につけるための新人研修」というところまで小さくすることができた。それでも、まだカツオ規模にとどまっており、2年間でまとめるには規模が大きいと言える。自分が勤務する保育所に限定し、新人保育士の範囲を、就業1年以下というような規模の縮小があって、ようやくカツオのレベルから、カツオのたたきレベルの研究テーマになる。

研究の実行が可能であるかという「実行可能性」のポイントも大事である。

次のような指摘が参考になるだろう。

　　ある〈特殊〉なグループを研究することで、そのグループの学習経験の改善に貢献することにあるならば、それは研究であると主張することができる。……あなたが教える学習者、あるいはあなたが教える教育機関にかかわることがらを見つけたいのであれば、研究の焦点を、学習者や教育機関に関連する課題に考査結果を適用できるようなテーマにすればよいのである[1]。

　上記の例で、たとえば「コロナ禍」という日常とは異なる事態が生まれている場合、調査対象者に予定していた1年以下の新人看護師が研修に参加できないことが起こる。調査の場である新人研修そのものが実行不可能になり、研修が行われる場合でも、模擬的な実習にとどまる変更が生じることもある。この場合、対象者を了解が得られる新人看護師に限定することや、講義のあとの話し合いでも成果が得られるような課題に限定することで、研究テーマの絞り込みは可能になる。

　以上のように、時間・規模・実行可能性の観点で課題を精査し、一定の期間でまとめられ、関係者の協力の得られるものに絞り込むことになる。

　表2-5、表2-6は、主に規模と実行可能性の観点で研究テーマを絞り込む作業を表にしたものである。この作業では、「研究テーマ」「リサーチクエスチョン」はカツオのたたき規模のものにし、規模や実行可能性（副題を実行可能性に沿って作成することになる）は実現できるものに絞り込むことで、自分の研究の目的や研究の方向性が明確になる。

第2節　内面的に絞り込む：経験や信念の省察

　経験省察型のレポート・論文では、課題をめぐって、形式的な絞り込みとは別の絞り込みが行われる。1つは、資料や先行研究を確認する理論的な絞り込みであり、もう1つは、課題をめぐる自分自身の経験や信念の省察による、内面的な絞り込みになる。

　一般的な研究作業は、資料や先行研究を整理しながら課題を絞り込む理論的な絞り込みから入ることが多い。しかし、対人関係専門職が経験省察型のレ

表2-5 リサーチクエスチョンとしての研究テーマ

項目	内容
研究テーマ	
リサーチクエスチョン （基本的な問い）	
探究の規模と実行可能性	
アプローチ	

スーザン・ウォレス著，三輪建二訳：教師がまとめる研究論文──質的研究・量的研究・アクションリサーチ.p.43,鳳書房，2020. をもとに作成

表2-6 新人看護師の研修プログラムを対象とした研究例

項目	内容
研究テーマ	• コロナ禍での入職1年以内の新人看護師における看護ケアの基本的な考え方と実践に関する研修プログラム
リサーチクエスチョン （基本的な問い）	• 新人看護師は学校で学んだ看護ケアの基本理念をどのように看護実践に用いることができるのか • コロナ禍での講義中心の研修プログラムを効果的にするものは何か
探究の規模と実行可能性	• B病院の新人看護師研修での講義とその後の話し合いをめぐる調査
アプローチ	• 振り返りシート • インタビュー調査

ポート・論文をまとめることを考えると、課題をめぐる自分自身の経験を省察することから絞り込みを行うのも意味をもつだろう。最初に、自分の経験や信念、価値観などの内面を省察し、内面的な絞り込みを行うのである。

　私は、実際に大学院生にかかわるうえでも、内面的な絞り込みから理論的な絞り込みへという順序を勧めている。というのは、経験や信念の省察は、自分が大事にしてきたものを表に出して省察することであり、その結果、自分に一貫している職業アイデンティティを言語化して確認し、レポートや論文の土台をつくることができるからである。またときには、自分のアイデンティティの根底にあるものを再確認することに進むからである。

経験や臨床の知をめぐる省察

　ここでは、自らの経験や臨床の知をめぐって省察することと、自らの信念や
価値観をめぐって省察することに分けて検討する。はじめは、経験や臨床の知
をめぐる省察から入ることにしたい。

　対人関係専門職がレポートや論文をまとめようと考えるにいたる背景には、
その対人関係専門職の仕事のなかで、あるいは人生の経歴のなかで温め、解明
したいと考える課題が存在している。その課題は、データでは明らかにしきれ
ないものである可能性があり、また1人でもやもやと悩んでいても見えてこな
いこともある。したがって、課題を研究テーマにしていく作業としては、自分
自身の経験を言語化し、語り合う時間を設けることで、職業アイデンティティ
を確認することが意味をもっている。

　たとえば、看護分野では次のような教育実践がある。まず、看護師としての
歩みを個人で「概念化シート」を用いて文章化する作業が行われる。シートに
は、①忘れられない場面、②なぜ記憶していたのか？　③私がこだわる看護
の領域とは？　④見えてきたこと、これからどのように考え続けていく？
⑤今私が大切にしている看護、への5項目があり、それぞれに自分の経験を
文章化していくのである。

　次にグループで、それぞれを記載した概念化シートをめぐって語り合う。概
念化シートによる記入と語り合いのプログラムを開発した担当者は、概念化
シートを用いることで、「言えない、書けないまま」にはせず、「暗黙知を見え
る化する方法を知る」意味があると述べている[2]。

　また、経験や職業アイデンティティと言っても、1つの職場で働いていた経
験に限られるわけではない。職業人生のなかでは転職があり、中断もあるだろ
う。仕事以外の、さまざまな人生経験のなかには、対人関係専門職としての仕
事につながる経験もあるだろう。たとえば、子育ての経験が、学校教師の仕事
上の経験、ケアマネジャーとしての仕事上の経験とつながることはありうる。
経験や職業アイデンティティをめぐる省察のなかで、断片的と思われるそれぞ
れの経験をつなぎ合わせることにより、自分が長い間もっていた、対人関係専
門職としての信念が意識化され、言語化されることになるのである。

　また、対人関係専門職の人びとは知らず知らずのうちに身につけた「わざ」
や経験を総動員しながら、瞬時に対応していることは第1部でも明らかにして

いる。経験のほか、「臨床の知」ということばも同じ意味で用いられる。

　臨床の知とは、「個々の場合や場所を重視して深層の現実にかかわり、世界や他者がわれわれに示す隠された意味を相互行為のうちに読み取り、捉える働きをする」[3]知のことである。対人援助専門職は、対人関係をめぐるわざや経験知、そして臨床の知という、「いまだ混沌とした、そして未来へと開かれていく可能性のある『知』」を身につけている存在なのである[4]。

　経験や臨床の知は、表に出ないまま、したがって意識化も言語化もされないことが多い。私たちはすばらしいわざや経験や臨床の知を、行為の最中に臨機応変に用いながらも、その知の存在に気づかないままになっている。「言語化する作業を行わないままであると、経験や臨床の知は『秘儀性』を持っていて、単なる「名人芸」を表すものにとどまってしまうのである」[5]。

　こうしてみると、レポートや論文をまとめる際に、経験や臨床の知を取り上げることは、暗黙で、秘儀性をもったまま行われた実践を、表に出し再確認し、言語化していく作業になるのである。

信念や価値観をめぐる省察

　言語化するものは、経験や臨床の知にとどまらない。ここでは、対人関係専門職としての経験や臨床の知を生み出すもととなる、目に見えにくい、根底にある信念や価値観を省察することについて考えてみよう。信念と価値観の省察は、経験や臨床の知をめぐる省察以上に、今まで気づかなかったことがらの省察が含まれている。

　信念や価値観とは、外側からの観察や評価が困難でありながらも、対人関係専門職の実践を支える、根底にある考え方の枠組みを意味している。つまり、表1-1のD〜Fにおけるかかわり合う人びととの対人関係能力、対人関係専門職観の錬磨、対人関係専門職の成長に向けた探究心が、対人関係専門職の信念や価値観に位置づけられる。

　信念や価値観は、根底にあるものであり、その意味では、経験や臨床の知をめぐる省察があり、その省察をさらに深めていくなかで表に出るようになる。経営や学校教育についての、信念や価値観を省察する事例を紹介しよう。

···························· ▶ 事例 ◀ ····························

　ある私立の経営大学院では、MBA の取得のみをめざすことが多い、会社に勤めながら経営学を学んでいる社会人院生に、経営学の知識や技術を学ぶ科目だけではなく、志系の科目として、経営者としての信念や価値観を学ぶ科目「リーダーシップ開発の倫理・価値観」を必修科目として提供している。科目を担当している教師[*2]は次のように述べている。

　「この武器〔ビジネスの知識を得る、知恵を得ること〕……以上に何が必要かとなると、正しい道筋もしくは正しいベクトルです。なぜなら、武器をもっていても、これを悪用することも可能だからです。たとえば "不正会計" など、その武器を悪用する人もいるので、論理的思考能力を用いて、自分はビジネスパーソンとして何を世の中に還元したいのか、何に貢献するのかを研ぎ澄ますことも大切になってきます。それが、志系の「リーダーシップ開発と倫理・価値観」の授業を必修科目にした理由です。私たちの大学院では MBA 取得が学びのゴールではないのです」。

　次は、「机間巡視」を大事にする小学校教師の例である。その教師は、「机間巡視」について語っていたが、あるとき同僚から、「机間巡視」を大事にするのはなぜなのかと問いかけられたことがあったという。今まで考えてこなかった、机間巡視を大事にする意味について省察することをとおして、子どもにまなざしを向け続けることを大切にするという教師としての経験や臨床の知を表面に出すようになった。さらに同僚から、「なぜ板書よりも机間巡視のほうが、子どもにまなざしを向けることができるの」と問いかけられ、机間巡視にこだわる自分自身の、教師としての信念や価値観を省察することになった。

───

＊2 この教員については、第 3 部 p.228 にて紹介している。

···························· ▶ 解説 ◀ ····························

　前者では、「リーダーシップ開発の倫理・価値観」を省察的に学ぶことで、経営者としての基本的な信念や価値観をしっかりと身につけることができるようになる。さらに、経営者としての信念や価値観（経営者としての対人関係能力、経営観、探究心）を表に出して確認する営みになっていると言える。後者は机間巡視の意味について省察を続けることで、机間巡視ということばの根底に、「板書をしながら進める授業より、子どもの様子をたえず見て取り、子

どものつまずきにすばやく対応することを大事にする」という、教師としての信念や価値観（子ども観・授業観・教育観）の存在に気づくようになる。

メンタルマップの省察と変容

　これまで紹介した経験をめぐる省察、信念や価値観をめぐる省察が、職業アイデンティティの確認に重点が置かれていたのに対して、自分の考え方の枠組みの「変容」のほうに力点のある省察がある。

　第1部第3章の「意識変容の学習」で取り上げた、メンタルマップの省察と変容、シングルループ学習からダブルループ学習への省察と変容、信奉理論と使用理論のずれの省察は、省察をとおして自分の考え方の枠組みそのものを変容する営みに位置づけることができる。

　日本の専門学校にあたる、英国の継続教育カレッジで教えている教師ローリーの事例を取り上げてみたい。

────────────────── 事例 ──────────────────

　ローリーは、大学編入プログラムで授業を担当しており、編入のための知識・技術を教えると同時に、グループワークによる学生同士の話し合い学習も取り入れている。ローリーにとってグループワークは、「学習者中心の方法」であり、積極的に取り入れて実践している。「この作業は学習者が活発になり、自分たちの学習を決定し、評価する営みの機会を創りだすとても重要なものである」[6]と考えるからである。

　しかし、実際のグループワークは予定通りには進まず、学生たちは積極的に話し合おうとはしなかった。ローリーは「省察的なジャーナル」をつけながら省察を繰り返し、また教員仲間で自分の悩みを語り合うことを行った。そのなかで、自分が理想とするグループワークの方法と、実際に行っている教育方法にはずれがあることが見えてきた。「学習者中心の方法」はローリーの信奉理論（頭で信じている理論）であり、実際に用いている使用理論（実際の教育で用いられている理論）は、「一方的に学習者に語りかける」ものだったのである[7]。理想の教育方法をもっていても、ローリーの教師としての使用理論とメンタルマップは「教え込む」ものであった。ローリーは次のように自己省察している。

　　私が実際に一方的に話す方法を選んだのは、おそらくこれが一番安全で一番快適だからだ。私はたしかに学習者に正しい情報を与えていた。教師は皆同じ方法で教え、資料や教材も提供していた。率直に言うならば、多くの時間私は安易な方法を採用していたことになる。そしてこうした慣習に慣れてしまい、疑いの念を持つことはなかった[8]。

・・・・・・・・・・・・・・・・・・・・・・・・・・・・・・・　解説　・・・・・・・・・・・・・・・・・・・・・・・・・・・・・・・

　　教師や学習支援者が自身のメンタルマップを自己省察すること、あるいは自身の使用理論と信奉理論のずれに気づき、使用理論を信奉理論に近づける省察を行うことは、今まで見えてこなかった信念や価値観を明らかにする営みである。また信念や価値観を明るみに出しただけではなく、さらにはそれらを変容する学び、意識変容の学習になっている。変容をしなければならない点で、心の痛みが伴う学びになっている。

　　ローリーがその痛みを真摯に受け入れているのは、よい教育を行いたいという探究心があるからである。そのためにも、「省察的なジャーナル」をつけて自己省察を繰り返しており、また、ローリーの悩みについて協働で語り合う教師仲間の存在があるからだと言える。

第3節　理論的に絞り込む：資料や先行研究の省察的な取り扱い

　　時間、規模および実行可能性など「形式的」な絞り込みと同じ程度に、比較的取り組みやすいものとして、これまでの資料や先行研究に基づく「理論的」な絞り込みがある。理論的な絞り込みでは、一般には関連する資料・先行研究を網羅的に収集して読み込み、それらに不足する論点を導き出して研究テーマにするという作業や指導が行われている。

　　ここでは、省察的実践者である対人関係専門職にとっての理論的な絞り込みについて、①資料・先行研究による自己の経験の問い直し、②少数の先行研究の精選と吟味、③実践のことばと学術のことばとの対等な対話、の3点に分けて取り上げる。

資料・先行研究による絞り込み

　課題を理論的に絞り込むということで最初に思い浮かぶのは、資料や先行研究をとおして、自分の経験から漠然と考えていた課題が、これまでの研究でどのように考えられてきたのかを確認する作業である。

　自分が最初に考えていた課題がすでに資料や先行研究で論じられているとしたら、新たに調べる意味は少なくなるだろう。資料や先行研究をとおして、もう少し課題を絞り、調査ができるものにしていく作業も可能になるだろう。あるいは、資料や先行研究を調べるうちに、この点はまだ明らかになっていないのではないかということで、課題の絞り込みができることもある。「いじめ」をめぐる生徒の指導をめぐってレポートや論文をまとめてみたいと考えている学校教師を事例として考えてみよう。

事例

　ある学校教師は、現在教室で行われているいじめについてまとめる際、まず、いじめられているＡちゃん、いじめっ子のＢちゃんＣちゃんという固有名詞が思い浮かび、いじめられている具体的な様子で頭がいっぱいになっている。生徒指導でも、いじめ対応で疲弊しきっており、適切な対応ができていないと感じている。しかし、いじめのどの部分を取り上げるのか、また生徒指導のどの部分に焦点を当てるのかがまだ明確に定まっていない。そこで、資料や先行研究を調べることとした。

解説

　その教師は、「いじめ」をめぐる資料や先行研究を調べ、理論的に絞り込んでいくうちに、生徒がもつ学校生活での悩みについて、不登校、学業不振、友人関係、進路の悩みなどに分類する必要性に気づいていく。また「いじめられっ子」ということばでひと括りにせずに、「辛く苦しく耐え難い思いをしている子」という表現に置き換えて整理するほうが、「いじめ」として自分がとらえようとしている実態に合っていると考えるようになる。また教師の生徒指導としては、対症療法で考えるよりは、問題を抱えた子どもにどれだけ「寄り添う」ことができるかが、焦点になるのではないかと考えるようになる。こうして自分の教育経験だけだったものが、資料や先行研究を調べるこ

とをとおして、いじめをめぐるいくつかの概念の整理、いじめの定義の再検討、いじめの実態の理解、いじめ対応における教師役割の本質へと、視点が明確に整理できるようになるのである[9]。

少数の先行研究やグッドプラクティスを集めて読む

　資料や先行研究をめぐっては、それらを網羅的に、ときには海外の文献をも含めて収集して読み込み、そこからこれまでの研究にない論点を見つけて研究テーマを定めるという取り組みになることも少なくない。しかしそのままでは、対人関係専門職が大事にしている、実践とつながりのある研究という観点からみて、いくつかの注意が必要になる。

　資料や先行研究を取り上げる場合でも、関連するものを網羅することをめざすよりは、対人関係専門職としての自らの仕事内容や実務経験につながると思われる先行研究を少数、慎重に選び取ることが大事になるだろう。仕事内容や実務経験に結びつく先行研究は、数は多いとはいえず、また学術的なまとめ方になっているものも多くないかもしれない。とはいえ、対人関係専門職の、専門職としての本質につながる内容が含まれている可能性がある。

　対人関係専門職の場合、資料や先行研究を集めて読み込むだけの時間的余裕があまりなく、膨大な先行研究の前に途方に暮れることがある。その場合には、指導を担当する教員と一緒に吟味することも大切になる。たとえば、私は大学院では院生に、次のように説明することがある。

　先行研究の取り扱いを慎重にし、〔大学院生の〕関心にぴったり合った少数のものを指導教員とともに探し、吟味しながら検討して行く論文指導である。自分自身の実践のあゆみをていねいにたどり、それらを整理し、ふり返り（省察）や意識変容を深めたうえで、そのプロセスをとおして得られた知見にふさわしい研究論文を、ともに探し出して探究し、吟味するのである。先行研究は少数でよく、また先行研究を選び取る指導教員の責任は、大きいものとなる[10]。

　私たち対人関係専門職にとっても、実践のなかにひそむ、目に見えにくい本質、あるいは社会が求める本質的な課題に焦点を当てた資料・先行研究を、少数であっても精選して集め、ていねいに読み込む意味があるのである。

　また、私たちが対人関係専門職である以上、資料・先行研究には、私たちが所属する専門職団体の研究会がまとめている実践記録もあるだろう。優れた実践事例、いわゆる「グッドプラクティス」を先行研究に位置づけてもよい。グッドプラクティスは具体的な実践から立ち上がったものだからである。学術性という点では弱いのではないかという指摘はあるが、それに対しては、次のような意見が参考になる。

　学術的とは言えないが、その分野の先輩たちが「わざ」「経験知」の言語化をおこなってまとめているグッドプラクティスを先行研究に位置づけることは、実践と理論の往還を深める営みであり、また実践の省察の積み重ねが研究論文になりうることを示すものである[10]。

　以上のように、先行研究の精選とグッドプラクティスを先行研究に含めることで、それらは、対人関係専門職にとって必要な先行研究となることが可能となるからである。グッドプラクティスを先行研究として位置づけることの意義がわかる事例を取り上げてみよう。

事例

　看護教育では、パトリシア・ベナーの看護教育論は広く知られている。特に臨床の知や省察について考えるうえでは、ベナーの文献は必須になっていると言える。ベナーの翻訳書は多くあり、2010 年以降に限っても、『ナースを育てる』[11]、『看護ケアの臨床知 第 2 版』[12]、『看護実践における専門性』[13] がある。
　ただしいずれも大著であり、体系的にしっかりと理解できるまで読み込むには時間がかかる。また、そこから、資料や先行研究に値する文章を引用する作業は、さらに考察のための時間を要することになる。

解説

　ベナーの看護教育論におけるグッドプラクティスとは、ここでは次の 2 つが考えられる。
　1 つは、ベナー看護教育論を実際に用いている看護教員の教育実践事例の文章を集めて読むことである。研究を目的とした論文よりは、具体的には、

　看護教員や看護管理者向けの雑誌『看護教育』や『看護管理』などの実践的な資料や論文を収集して読むことが考えられる。

　もう1つは、ベナーが直接語った文章を探して読むことである。学術的にまとめている文献だけでなく、ベナー自身が自分の看護教育理論を率直に語っている対談やインタビューがあるので、そこから大事な考え方を引き出すことがあげられるだろう。たとえば、「この時代に、臨床の知をどう伝えるか」[14)]では、日本人のインタビュアーの問いかけに対して、ベナーがわかりやすく答えている。そこでは、対人関係専門職であり、省察的実践者であり、成人教育者・成人学習者である看護教員にとって示唆に富む発言が数多くあることに気づくだろう。一例をあげてみたい（**表 2-7**）。

表 2-7　ベナーの語り

私は看護教育で、学生が臨床の状況を理解できるように、教員から状況に即したコーチングを受けられることを求めていました。
意味があふれた世界に入り込み、知覚的に把握することが、実践的で臨床的な推論の出発点になります。
（1年生の看護学生のように）経験が不足していると、状況全体の本質を認識できないのです。しかし、状況に応じたコーチングを行うことで、そうした本質を、知覚的に把握することができるようになります。
日本の看護学生ならではの利点として、状況を読みとる能力という文化的な豊かさを身につけることができると思います。
知覚上の把握は、経験的にしか学べないものです。
臨床での指導でいちばんやってはいけないことは、すぐに「これを概念枠組みにして、整理しましょう」と言うことです。それでは、その状況で実際に起こったことや、文脈全体を聴くことで得られる複雑さやニュアンスを理解できないからです。

パトリシア・ベナー, 岩永理奈, 内藤美欧：この時代に、臨床の知をどう伝えるか, 看護教育, 63(2), 149-156, 2022. より一部引用

　以上の発言を資料や先行研究にすることは、十分に可能だと言えるだろう。

絞り込みにおける指導者のかかわり

　3つ目の理論的絞り込みは、形式的絞り込みや内面的絞り込みに比べると、レポートや論文作成の指導をする教員の役割が大きいものである。この絞り込みは、主に大学院での論文指導の立場で解説する。

　レポートや論文のまとめ方を指導する教員は、最初の段階で、社会人学生や大学院生の問題関心をていねいに「聴く」ことから始めて、次に「学術研究のことば」「先行研究」へとつなげ、「実践の語り直し」に至るという論文指導の手順を提唱する考え方 [15] がある。

- 聴く：重要なことは、社会人院生の語りをじっくりと「聴く listen」ことである。右から左へ聞き流すような姿勢でなく、相手が抱えた職業経験の世界をできるだけ深いところまで傾聴していく姿勢である。大学院生の指導に引き寄せるなら、「指導する」ことはともすると「指導者が語る」に意識を集中しがちになる。むしろ「聴く」ことが期せずして指導になるということを社会人院生に向き合う際には心すべきである。

- 「学術研究のことば」で受け止める：「実践のことば」がおおよそ理解できたら、それを「学術研究のことば」に対応させて、院生の反応を引き出す。つまり具体的・個別的状況を抽象的・一般的なことばで表現し直して、対話を続ける。抽象的な概念や幅広く深い視点へと導き、分析の枠組みなどを紹介して、それらが使えるかどうか院生に問いかける。

- 先行研究への導き：院生が抽象的一般的な議論に馴染んできたら、関連する文献を具体的に紹介して、院生に薦める。

- 実践の語り直し：先行研究と照らし合わせて、実践経験について何が言えるかについて相互に討議する。ここに至って「実践のことば」と「学術研究のことば」の格闘を展開することになる。

　最初の「聴く」は、院生である対人関係専門職の側からみるならば、自らのライフヒストリーとアイデンティティを「物語る」作業になるだろう。物語ることについては、あらためて第3章でも取り扱う。

　物語りの次に来る「学術研究のことば」については、確認しなければならないポイントが2点ある。まず、論文指導者の学術のことばが最初に来るのではなく、院生の物語り、実践のことばから始めるという点である。

　次に、実践のことばと学術のことばをめぐるやりとりでは、対人関係専門職は学修をとおして、指導者から学術のことばを受け入れ、自らの問題関心および先行研究との交流や「対話」を繰り返すなかで、納得して実務経験を変容する学修プロセスを踏むのである。

学会や学会誌への対応

　最後に、資料・先行研究を過大に重視することに対する警戒の視点をまとめておきたい。先行研究の多くは、その分野の学会と学会が刊行する学会誌の動向に忠実であり、結果として学会の考え方をそのまま代弁するものになりかねないという批判がある。結果的に、学会や学会誌のなかにある知は対人関係専門職が取り組む実践や臨床の現場で求められるものとは離れてしまう危険性がある。次の意見が参考になるだろう。「ジャーナル共同体」とあるのは、学会誌を軸にした会員団体という意味合いになっている。

　科学者の側は、市民が求めているものが、自らが誠実さと信じていたもの（ジャーナル共同体における精緻さ）とは違うものであることを理解し、ジャーナル共同体への誠実さだけでは、公共の課題に対峙できないことを知る必要がある[16]。

　ここでの「市民」を対人関係専門職、「科学者」を専門職を指導する人びとと読みかえるならば、対人関係専門職に資料や先行研究の収集と分析を強いるようになることは、一歩間違えると学会誌への忠誠を求めることとなり、本人が対人関係専門職として本当に求めているものから離れてしまいかねない。対人関係専門職が資料や先行研究の読み込みをとおして学ぶのは、学会誌に対する忠誠心よりは、「自分の研究成果が社会のなかにどう埋め込まれていくのかを想像できる能力」[16]のほうなのである。資料や先行研究を生み出している学会や学会誌を全面的には信頼せず、自分の実践経験や信念からの問いかけに見合う、少数の資料・先行研究を読み込みながら絞り込むという作業が必要になる。

column

資料・先行研究をめぐる実務家教員からの提言

対 人関係専門職に対する論文指導では、とりわけ資料・先行研究の扱い方をめぐって、一定の難しさがある。この問題を考えるにあたり、研究者教員よりも実務家教員の、経験に裏づけられた意見を参考にするとよいだろう。ここでは、国際関係分野の教員（ＪＩＣＡ勤務経験）と経営学分野の教員（企業勤務経験）の２人の実務家教員の発言[*3]を取り上げてみたい。

「『先行研究を読みなさい』と簡単に言うと、『先生、先行研究を 100 も 200 も読んでみたのですが全然まとまらないのです』と言われることがあるのです。その場合には、『あなたのこのテーマに合ったものだけをいくつか選んで、２つか３つでよいので、徹底的に読み込んでください』と指導します」。

「経営学は『学』とは言っていますが、これはもともとエンジニアリングですから、サイエンスではないと思います。私はよく、『経営学をサイエンスだと思う人は大問題だ』と言っています。これまでの経営学は、バーナードにしてもドラッカーにしても、実務と学問（経営学）が近かったのです。でも、最近流行の経営学はアメリカ流の統計学が中心で、実務からどんどん乖離しています。ものすごく狭いクエスチョネアに対して、統計的に言うとこうであると示すのですが、こうした論文は、経営者はまず読みません」。

Google スカラーや CiNii などをとおして、先行研究を網羅的に、ときには海外の英語文献をも含めて数多く収集して読みこなし、そこから、これまでの先行研究にない「穴」を見つけて研究テーマとリサーチクエスチョンをまとめるという指導をしている教員は、２人の発言をどのように受け止めるだろうか。

筆者は、レポートや論文を指導してきた経験上、実務家教員２人の「実践のことば」には大賛成なのだが。

[*3] 第 3 部 p.216, p.232 にて詳細を紹介している。

> **まとめ**

課題の絞り込みをめぐる問いかけ

❶ レポート・論文をまとめる際に、複雑で多様な課題のなかから、大事なものを「絞り込む」という作業を心がけていますか。

❷ 課題の絞り込みには、調査の可能な時間や規模といった「形式的な絞り込み」、自らの経験の省察による「内面的な絞り込み」、そして資料や先行研究による「理論的な絞り込み」があるという考え方をどう受け止めますか。

❸ これら3つの絞り込みをめぐって、どのような経験をされてきましたか。

文献

1) スーザン・ウォレス著, 三輪建二訳:教師がまとめる研究論文——質的研究・量的研究・アクションリサーチ. p.36, 鳳書房, 2020.

2) 陣田泰子:看護現場学への招待——エキスパートナースは現場で育つ 第2版. p.35, 医学書院, 2019.

3) 中村雄二郎:臨床の知とは何か. p.135, 岩波書店, 1992.

4) 佐藤紀子:看護師の臨床の『知』——看護職生涯発達学の視点から. p.112, 医学書院, 2007.

5) ドナルド・A・ショーン著, 柳沢昌一, 三輪建二監訳:省察的実践とは何か——プロフェッショナルの行為と思考. 鳳書房, 2007.

6) N・アップルヤード, K・アップルヤード他著, 三輪建二訳:教師の能力開発——省察とアクションリサーチ. p.84, 鳳書房, 2018.

7) 前掲6), p.87.

8) 前掲6), p.85.

9) 今津孝次郎:いじめ・虐待・体罰をその一言で語らない——教育のことばを問い直す. 新曜社, 2019.

10) 三輪建二:おとなの学びとは何か——学び合いの共生社会(増補版). p.104, 鳳書房.

11) パトリシア・ベナー, モリー・サットフェン, ヴィクトリア・レオナード, リサ・デイ著, 早野 ZITO 真佐子訳:ベナー ナースを育てる. 医学書院, 2011.

12) パトリシア・ベナー, パトリシア・フーパー・キリアキディス, ダフネ・スタナード著, 井上智子訳:ベナー 看護ケアの臨床知 第2版. 医学書院, 2012.

13) パトリシア・ベナー, クリスティン・タナー, キャサリン・チェスラ著, 早野 ZITO 真佐子訳:看護実践における専門性. 医学書院, 2015.

14) パトリシア・ベナー, 岩永理奈, 内藤美欧:この時代に, 臨床の知をどう伝えるか. 看護教育, 63(2), 149-156, 2022.

15) 今津孝次郎:教育分野における博士課程の諸問題と諸課題——星槎大学大学院「博士(教育)」の新たな構築を目指して. 星槎大学大学院紀要, 2(1), 1-36, 2020.

16) 藤垣裕子編:科学技術社会論の技法. p.231, 東京大学出版会, 2005.

第3章

研究目的・研究方法を省察的に設定する

　ここからは、レポートや論文を作成する際の、研究目的や研究デザインの段階を取り扱う。特に、データがもつ信頼性と妥当性という側面に注目したい。

　ここで論じるのは、研究の背景、先行研究、自己の経験とライフヒストリー、研究目的とリサーチクエスチョン、研究の意義であり、レポートや論文における「第1章」（あるいは「序章」）を構成するものである。研究デザインにはさらに、研究対象者、文献と資料、調査期間、研究方法と分析方法、研究倫理などの説明も加わることになる（図2-4）。

　本章では、先行研究を重視する論文指導に対し、自己の経験の省察の作業を合わせて大事にして位置づけることを提示している。

第1節 研究の背景・先行研究・研究目的

　第2部第2章で説明した研究テーマの設定や課題の絞り込み、リサーチクエスチョンとしての研究テーマの執筆にあたって、ここでは章の形式に沿いなが

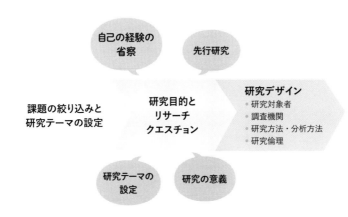

図2-4　研究の背景から研究方法・研究倫理まで

ら、今までの説明の復習とそれ以外の点を含めて整理してみたい。

　レポート・論文での「第1章」は、以下の7点となるのが一般的である。

- 研究背景
- 課題をめぐる先行研究の整理
- 自己の経験とライフヒストリーの省察
- 研究目的とリサーチクエスチョン、研究の意義の提示
- 研究対象者
- 研究方法
- 研究倫理

　以上の項目について順番に検討していきたい。

研究背景・先行研究

　「研究背景」は、研究テーマを設定するための背景を示す意味をもっている。対人関係専門職の場合、その専門職の実践の場であるフィールドについては異分野の読者が不案内であることがあるので、対人関係専門職のフィールドやかかわり合う人びとについて、概要を明示するとよいだろう。「研究背景」には、その専門職が活躍する分野の社会的背景もあれば、かかわり合う人びとをめぐる背景もある。

　次に、研究の背景をふまえたうえで、対人関係専門職が、実践や臨床の現場で感じている「課題」を提示する。また、その課題をめぐって、これまでどのような対応策がなされ、研究が行われてきているのかを説明するのである。

　研究で扱う課題を明示しても、それはレポート・論文にまとめるにはまだ大きいままであることが多く、そのまま研究テーマやリサーチクエスチョンにつながるわけではない。たとえ対人関係専門職の実践的な研究であっても、課題を研究テーマに絞り込むにあたり、大事なポイントになるのは、その「課題をめぐる資料・先行研究」の整理になる。資料・先行研究の整理では、以下の点について、確認しておきたい。

①これまでの資料・先行研究を網羅的に集めることにこだわらず、少数の、実践的な課題に結びつく資料・先行研究を選んで読む（実務家向けの雑誌の記事、実践者の文章などを集めるなど）。

②学会誌に掲載されている学術的な先行研究に限定する必要はなく、グッドプラクティスと呼ばれる実践的な調査研究・事例報告を含める。

③専門職の学会や学会誌での狭い資料・先行研究にとらわれない。

自己の経験とライフヒストリーの省察

　対人関係専門職の場合には、自分のこれまでの職業上の経験を、また根底にある信念や価値観をライフヒストリーの形で整理することは、実践に即した信用性や適切性という観点から見ても意義がある。

　第2章で述べたようにこの作業を、資料や先行研究の整理より前に置くことがあってもよいだろう。対人関係専門職の場合には、経験や信念・価値観の省察が、テーマの設定に影響を及ぼすことがあるからである。

　とはいえ、レポートや論文を実際にまとめる際には、資料や先行研究の整理を先に位置づけ、次に、経験や信念をライフヒストリーの形でまとめることが多い。あるいは、ライフヒストリーの叙述は（とても大事であるとはいえ）本文ではなく、「まえがき」「あとがき」などで説明するのも一案となる。

研究目的とリサーチクエスチョン、研究の意義を提示する

　資料や先行研究の整理、自己の経験や信念・価値観のライフヒストリーの形式での省察をふまえて、次に、絞られた研究目的が提示されることになる。

　また、研究目的を具体化するために、研究目的の内容を「問い」という形で記載することが求められる。この問いは一般的に、リサーチクエスチョンと呼ばれている。

　研究目的とリサーチクエスチョンの次には、このレポートや論文では、どのような研究上の意義があるのかをまとめる。研究をまとめることが、どのような意味をもっているのかを明らかにするのである。

　研究の意義には、学会への貢献ということもあるだろう。しかし、対人関係専門職の場合には、レポートや論文でまとめた成果は、実践や臨床の現場に還元できるということを、研究上の意義にするのがよいのではないだろうか。

　研究背景、先行研究、信念や価値観の省察、研究目的とリサーチクエスチョン、研究の意義をめぐる説明は、少し抽象的だったかもしれない。そこで、ある職業分野の専門学校の教員の研修レポートの事例を取り上げてみたい。

·· ▶事例◀ ··

　教員は、自分の授業や演習に積極的に参加しているとは言えない学生を対象に、不本意参加の理由を探り、効果的な教育方法をレポートにまとめようとしている。研究する事例について、研究背景・先行研究・自己のライフヒストリー・研究目的やリサーチクエスチョンを考えている。次の表は、専門学校教員のレポートのメモである（表2-8）。

表2-8　専門学校教員の研究／レポートのメモ

研究背景	研究の社会的背景としては、以下のものがある。 • 高等教育機関内での専門学校の位置づけ • どの分野の専門学校なのか（専門学校内の職業分野の分類） • そこでの学生の進学状況や学習意欲（家族的背景、学歴）
資料・先行研究	インターネットで「専門学校」「学習意欲」「モチベーション」といったキーワードを入れると、不本意進学についてなど参照可能な資料や先行研究が出てくる。また、自分の専門分野の専門学校について絞り込む場合、他分野の専門学校の学生の学習意欲をめぐる研究も先行研究になり、他分野との比較検討ができる。
経験や信念・価値観のライフヒストリーとしての省察（先行研究の後に入れる例）	A専門学校に就職してから現在までの、教育者としての経験や信念・価値観を、ライフストーリーの形で省察する（専門分野を教える専門家から、学生の学びを支援する教育者への変容など）。
研究目的とリサーチクエスチョン	研究テーマ ○○職業分野の専門学校における学生のモチベーションの改善に対応する教育方法の開発：A専門学校について 研究の目的 A専門学校において学生の意欲が減退している理由を解明し、学生の学習意欲とモチベーションを向上させる教育方法を開発すること リサーチクエスチョン1 学生のモチベーションの低下の理由は何か リサーチクエスチョン2 学生のモチベーションの向上を図る教育方法に何があるか
研究の意義	学会発表や学術誌への投稿よりは、学校現場に貢献する研究という意義を考えたい。それらは、①自分の所属する学校の教育改善に役立つだけでなく、②他の当該分野の専門学校にも、さらには、③専門学校教育全体の改善にも有意義であることをめざす。 • A専門学校の学生の特性を理解したうえでモチベーション向上に役立つ教育方法を実施し、学生のモチベーションを向上させる意義がある。 • 学生の学習意欲減退の傾向は、A専門学校にとどまらず、同じ分野の専門学校にもあてはまることから、教育方法の開発は当該分野の専門学校全体に役立つ。 • モチベーション低下の背景は、高等教育機関のなかでの専門学校の位置づけとも関連している。今回のレポートは、専門学校全体の教育方法の開発と改善にも一定の意義を認めることができる。本

研究では、モデルとなる教育方法を提示することで、専門学校の
教育全体に一定の役割と意義を提示できる。

━━━━━━━━━━━━ 解説 ━━━━━━━━━━━━

「研究背景」として教員は、直接指導している学生に注目するよりも、専門
学校が高等教育機関のなかでどう位置づけられているのか、不本意進学との
関連は何かなどを項目ごとに整理している。

「資料・先行研究」では、学生の不本意進学をめぐり、専門学校一般のほか、
自分の専門分野の専門学校の学生のモチベーション低下をめぐる、先行研究
を整理している。

資料・先行研究には研究者による研究以外にも、専門学校教員同士の共同
研究や実践報告書などのグッドプラクティスも参照してよい。これらのグッド
プラクティスは学術性のレベルという点では問題はあるかもしれないが、その
分野の学生の現状や教員対応の実態が示されている貴重なものだからである。

「経験や信念・価値観のライフヒストリーとしての省察」では、教員はＡ専
門学校に就職した時点では、専門学校教員としての採用理由が、専門分野の
学術・研究能力であり、その専門分野を教える「専門家」としての自己アイデ
ンティティがあったことを省察している。しかし、最新の専門分野の知識・技
能を習得しつつ教えていても、学生が必ずしも積極的に学ばないという実態
を経験するようになる。最初のうちは、学ぼうとしない学生に全責任を負わ
せ、国家試験合格率の低迷も、不本意学生が増えたため、自分の責任では
ないと考えていた。

しかし、次第に、その分野の専門家としてよりは「教育者」としての自覚
が芽生えてくる。教育方法をめぐる研修で、学生の学習意欲を高める教育方
法の講義を受け、教育方法の改善へと視野が広がるようになったためである。

「研究目的とリサーチクエスチョン」では、教員としての経験や信念・価値
観をライフヒストリー的に整理した結果、研究目的は、不本意進学とモチ
ベーションの低下を学生に責任転嫁するのではなく、自らの教育方法の改善
に向けていっそう努力することが記述されている。

また、モチベーション低下の理由とその改善のための教育方法ということ
で、研究目的を２つのリサーチクエスチョンにまとめている。

　　「研究の意義」については、自分の専門学校の教育改善に役立つことに加え
　て、同じ専門分野の専門学校の教育改善に、さらには専門学校一般の教育改
　善に役立つという、実践や臨床への貢献という視点がまとめられている。

研究対象者・研究方法

　研究の背景から研究目的・リサーチクエスチョンをまとめた後は、研究対象
者、研究方法を示すことになる。

　対人関係専門職の研究の場合、研究対象者は、生徒や患者などのかかわり合
う人びとになることが多い[*4]。それに加えて、対人関係専門職が自分自身の実
践や臨床を省察していくこともある。その場合には、実践者である研究者が、
自分の実践を取り上げることから、研究対象者は、研究者であると同時に実践
者でもある自分自身になる。

　調査期間は、研究目的、リサーチクエスチョン、研究対象、研究方法などを
整理したうえで、必要な調査期間が決まることになる。

　また研究方法が複数ある場合には、たとえばアンケート調査期間、インタ
ビュー調査期間など、調査期間も複数あることになる。

　研究デザインでは、研究方法・分析方法を記載する。対人関係専門職の研究
においては、研究方法・分析方法の選択が難しいということがある。研究方法
については、ここでは研究方法・分析方法の種類を例示するにとどめ、データ
の妥当性と適切性の観点をも加味しながら、第2節で詳しく説明したい。

　　量的研究：数値と測量を用いる研究方法で、グラフ、表、チャートによって
　　　　　　　表示できるデータを用いる。
　　　　　　　アンケート調査が代表的な量的研究法である。
　　質的研究：測定可能な「事実（ファクト）」よりは、測定が難しく、簡単には
　　　　　　　証明しにくい、多様な経験に焦点を当てている。「質的データ」を
　　　　　　　用いる研究方法である。
　　　　　　　インタビュー調査が代表的な質的研究方法である。
　　　　　　　事例研究（ケーススタディ）もここに含まれる。

[*4] 研究対象者によっては、研究倫理申請が必要な場合がある。研究倫理申請については、第2部第3章第3節
　　で詳しく取り上げる。

研究倫理

　研究倫理はここでは概要にとどめ、第3節で詳しく説明する。

　対人関係専門職が調査を実施し、レポート・論文をまとめる場合には、かかわり合う人びとの「人権」を守るという意味での研究倫理が求められる。調査によって実践が改善することで、結果的に相手にとってプラスになることがあっても、また善意による調査であったとしても、調査対象者の精神的、身体的、社会的、経済的な不利益にならない配慮が必要になる。

　特に、かかわり合う人びとや調査対象者が未成年である場合、社会的に「傷つきやすい」グループの人びとの場合には、研究倫理申請と審査によって、厳重に調査対象者の人権を守る必要がある[1]。

　調査対象者が自分自身となるアクションリサーチの場合には、一般には研究倫理の申請は必要ないと言える。しかし、アクションリサーチでも調査対象者とともに取り組む研究活動の場合には、自分の実践の研究であっても、調査対象者に与える影響の程度を考え、研究倫理申請を行い、その内容を研究に記載するのが望ましい。

　現在では、所属機関ごとに研究倫理ガイドラインが用意され、研究倫理申請書の提示と、研究倫理審査委員会による審査が実施されることが多くなっている。

3
研究目的・研究方法を省察的に設定する

研究対象者・研究方法・研究倫理をめぐる事例

　これら具体的な記載方法について、先ほど取り上げた専門学校教員の研究メモの続き（表2-9）を見ることにしたい。

事例

表2-9　専門学校教員の研究／レポートのメモ（つづき）

研究対象者	第一の研究対象者はA専門学校の学生であるが、研究テーマに対応して、さらに細かく分類することになる。 • 学生のモチベーションの低下動向を確認する場合 　A. 長期欠席者など学習意欲が減退している学生を対象とする。 　B. 専門学校の学生のうち、学習意欲のある者と学習意欲が減退している者を同数取り上げ、比較調査する。 • モチベーションが低い学生を教える教員の意識調査を行う場合 　C. モチベーションの低下に対して教員側の意識調査を行う。 　D. モチベーションの低下に対して研究者自身の意識を確認する。
調査期間	調査対象者と研究方法に応じて、それぞれの調査期間を設定する。
研究方法と分析方法	モチベーションの高い学生と低い学生の両方の調査を選択する場合（調査対象者のBパターン）、以下の研究方法と分析方法を考える。 • 同数の学生にモチベーションに関するアンケート調査を実施する。 • 同数の学生にモチベーションに関するインタビュー調査を実施する。 • 教員を対象に、モチベーションに関するアンケート調査を実施する。 • 教育方法改善に努力している教員にインタビュー調査を実施する。 • 特にインタビュー調査については、仮説による検証ではなく、インタビュー結果から仮説を生成することを考えて、修正版グラウンデッド・セオリー・アプローチ（M-GTA）を採用する。
研究倫理	アンケート調査では未成年の学生を対象に行うため、調査の同意を保護者に求める研究倫理申請を行う。 インタビュー調査では、学生のモチベーションの低下というテーマの調査になることから、学生には匿名性の保証、データ保存の徹底などを内容とする研究倫理申請を行う。

解説

　「研究対象者」では、教員は、モチベーションが低下している学生として、長期欠席者を対象にすることを明らかにしている。低下している学生だけでなく、そうでない学生も対象者にして、比較検討を行うことを説明している。専門学校の教員を対象にした意識調査を行うことも述べられている。

　「調査期間」では、教員は、対象者と研究方法を吟味して、それに対応できる調査期間を設定している。

　「研究方法」では、研究目的にふさわしい方法として、学生と教員を対象

に、アンケートとインタビューの2つの調査を記載している。インタビュー調査の分析方法としては修正版グラウンデッド・セオリー・アプローチと呼ばれる研究方法を採用することが述べられている。

　研究倫理については、アンケート調査では、モチベーションの低い専門学校生のうち、未成年を対象に研究倫理申請を行うことを述べている。インタビュー調査では、調査による学生の侵襲性を回避し、学生の個人情報を保護するという観点から、匿名性を保証し、データの保存場所や保存期間について記載した研究倫理申請書を提出することを述べている。

---
column

先行研究と自己の経験──「ジレンマ」と向き合う

対人関係専門職が抱える課題をめぐる資料や先行研究の多くは、対人関係専門職が出会う、さまざまは不確定な要素を明らかにし、それをできるだけ軽減、あるいはなくそうとする目的の研究になっている。しかし対人関係専門職は実際には、実践や臨床のなかで、すぐに解決を示すことができない部分を受け入れて向き合い、瞬時に判断し、少しでも改善に向けて努力していることのほうが多いと言えるだろう。そこでは、「論理を離れた、どのようにも決められない、宙ぶらりんの状態」に出会うことがある。その場合に、その宙ぶらりん状態を回避するのではなく、むしろその状態に「耐え抜く能力」、いわゆる「ネガティブ・ケイパビリティ」を発揮することが意味をもつことがある[2]。

　たとえば、病院看護師から在宅にかかわる看護師（訪問看護師や通所介護施設看護師など）へ職場をうつった場合、患者と向き合う場は病室から家庭になり、家族と向き合う機会も増える。患者の病気に加えて、家庭の生活習慣全体にも向き合うようになる。医師が訪問に帯同しない場合、1人で判断を下さなければならない。

　不確実性の要素が増すなかで生まれる、通所介護施設看護師のジレンマ経験に対しては、資料や先行研究の多くは、ジレンマの種類を分類し、それに対処する「尺度開発」を行い、ジレンマの軽減を提案するものになっている。学術研究としては考えられるかもしれないが、こうした研究だけでは、目の前の患者や家族とのやりとりから発せられた、看護師のジレンマに向き合う「耐力」の向上にはつながらないのではないだろうか。

　ジレンマから得られることとは、医師不在の空間で責任を引き受け、より良い看護サービスを行うための視野の拡張であった。本当にこれで良いのだろうかとジレンマを感じることが多様性に対処したより良い実践のための気づきの始まりであり臨床判断の一部であった……。ジレンマに向き合い続けるということが専門性を深化させていた。（ある看護系院生の修士論文）

　上記の論文では先行研究に加え、通所介護施設看護師としてのジレンマ経験の探究に1つの章が割かれている。ジレンマと向き合うことを研究目的にするためにも、自己の経験の省察は重要な意味をもつ。経験を省察し、そこから研究テーマを設定する論文を、これからも応援していきたい。

第2節 目的に沿った研究方法を選びとる：量か質か

研究対象者、研究方法、研究倫理について述べたあとは、その研究で用いる研究方法や分析方法について記述する。

研究方法は研究手段である

研究方法には、量的研究と質的研究、また文献研究や参与観察法、アクションリサーチなどに分けられる（**表2-10**）。

このうち文献研究と観察法、アクションリサーチについては、データの信頼性をめぐる問題を抱えていることから、第2部第4章で取り上げたい。

対人関係専門職が採用する研究方法は、本書では質的研究を中心に扱う。対人関係専門職は、第1部でも述べたように、省察的実践者であり、したがって質的研究やアクションリサーチを研究方法として採用することが多いからである。

研究方法の選択は、今まで述べた研究目的の絞り込みと吟味を行ったうえで進めるものである。その意味では、研究方法の選択は、研究目的に対する「手段」にすぎないという点を認識しておく必要があるだろう。特に対人関係専門職は、研究方法を修得し、自分のレポート・論文で適用していくことが、自己

表2-10 研究方法の種類

研究方法	目的と長所	短所・限界	適している条件
文献研究	先行研究によるリサーチクエスチョンの生成、リサーチクエスチョンをめぐるさまざまな理論の分析	文献・資料の背後にあるイデオロギーやレトリックに気づく必要がある 現場と乖離している可能性がある	歴史研究、社会科学研究、人文科学研究など
量的研究	文字で定量的に記述、他者による再現可能性を検証可能	数値化できない要因は考慮できない。大規模データが必要	必要な尺度による測定データが大規模に得られる場合など
質的研究	数値化できない複雑な要因の関連もとらえられる	定性的にしか記述・分析できない。結果が分析者に依存する	複雑な現象・機序の記述や仮説の生成、初歩的な検証など
アクションリサーチ	自分自身の実践の省察による質の改善	自分自身の実践を取り上げるための科学的な厳密性の不足	対人関係専門職が実践の質の改善を行う場合など

目的化しかねないという問題がある。

　研究方法に苦労した経験をもつ先輩研究者らによる、研究方法の位置づけをめぐる次の説明は参考になるだろう。

　「方法」とは(1)ある現実的制約(状況)の中で、(2)特定の目的を達成するための手段である[3]。

　リサーチクエスチョンを解き明かす方法が1つしかないことはまれである。だからどのような方法を選んで、目的を達成する(した)のかを記述することは重要である。……前人未踏の(新規性も意義も大きい)ルートを、どのようにして滑落や遭難を避けながら頂上に至ったのかを、後に続く研究者に書き残すのが、「方法」である[4]。

　研究方法は、研究の目的やねらいと照らし合わせ、リサーチクエスチョンを考慮し選択する。複数の研究方法が目の前にある場合、それらはあくまでも、自分の研究の「目的」を達成するための「手段」にとどまることを確認したうえで、目的に沿って最適なものを選び取っていくのである。研究方法の枠組みに習熟するにつれて、研究方法の精緻さの追究はあっても、研究方法のあてはめを自己目的化することはなくなるだろう。

　研究方法の選択については、以下のポイント[5]を押さえるのがよいだろう。

- 方法の有効性は関心や目的に応じて相関的に決まることから、絶対的に正しい方法というのは原理上ありえない。
- そのうえで、目的と相関的に有効な方法というのはありうるため、現実的制約をふまえたうえで、関心に照らして有効な(機能的な)方法を選べばよい。
- 有効な選択のためには、それぞれの方法が何に向いていて何に不向きなのかを知ることが重要となる。

研究方法そのものの柔軟な修正

　研究方法の厳格な適用こそが研究の厳密性を担保する、という考え方の場合には受け入れられないかもしれないが、研究目的に沿った研究方法の採用という観点に立つならば、選び取った1つの研究方法についても、目的に対応し

て、研究者自身がある程度の修正を加えることを認めてもよいだろう。たとえば、修正版グラウンデッド・セオリー・アプローチと呼ばれる研究方法を体系化した研究者自身が意外にも、次のように明言している点は参考になる。

　基本的な考え方、エッセンスの部分の理解が重要なのであって、具体的な形には研究者自身の判断によってある程度のヴァリエーションがあってもかまわないのである。むしろ、すべての手順を厳密に踏襲するよりも、どこかに自分で修正をして自分版の方法としていくことが期待されている。……この点は本質的なことかもしれないし、少なくとも数量的研究以上に大事なことのように思われる[6]。

　厳密な手法を望む指導教員は、研究方法の修正に難色を示す可能性がある。それでも、関心や目的を最優先にし、方法を修正していく観点は大切にしたい。

―――――――――――――――――――― 事例 ――――――――――――――――――――

　ここでは、研究方法は研究目的を達成するための手段であるという事例について検討してみよう。研究方法が研究目的に対応するというのは、具体的には、研究方法がリサーチクエスチョンに対応することを意味している。第3章第1節の専門学校教員の研究の続き（表2-11）を見ることにしよう。

表2-11　専門学校教員の研究／リサーチクエスチョン

リサーチクエスチョン1	学生のモチベーションの低下の理由は何か
	小さな問い①：モチベーションが低下する諸理由はどのように分類できるか、そのうち主な理由にあがるものは何か
	小さな問い②：職業分野の社会的位置づけの変化が理由になるのか
	小さな問い③：高等専門学校の高等教育機関での位置づけの変化が理由になっているのか
	小さな問い④：家庭環境などの個人的属性が理由になっているか
リサーチクエスチョン2	学生のモチベーションの向上をはかる教育方法は何か
	小さな問い①：それぞれの背景に対応した教育方法向上策は何か
	小さな問い②：そのうち、一番効果的な教育方法には何があるか
リサーチクエスチョン1に対応した研究方法	・学習意欲やモチベーションに関する文献調査を行う。 ・同数の学生にモチベーションに関するアンケート調査を実施する。 ・同数の学生にモチベーションに関するインタビュー調査を実施する。 ・教員を対象に、モチベーションに関するアンケート調査を実施する。
リサーチクエスチョン2に対応した研究方法	・教育方法改善に努力している教員にインタビュー調査を実施する。 ・インタビュー調査については、仮説を生成することを考えて、修正版グラウンデッド・セオリー・アプローチ（M-GTA）を採用する。

:: 解説 ::

　ここでは、リサーチクエスチョン1の小さな問いに対応して、文献調査、モチベーションに関するアンケートとインタビュー調査が採用されている。リサーチクエスチョン2では教育改善の方法をめぐるインタビュー調査、そして分析方法として修正版グラウンデッド・セオリー・アプローチが選ばれている点が確認できる。

対人関係専門職にとっての量的研究法

　ここで量的研究法を選ぶ場合についてふれておきたい。

　対象者の人数を多くとるなど、データを大規模に得る必要がある研究においては、アンケート調査法に代表される量的研究が用いられることが多い。

　教育分野の対人関係専門職の説明からの引用であるが、量的研究法・量的アプローチについては、次の分類が参考になるだろう[7]。

- 単純な調査
- 相関関係の調査
- 実験

　たとえば、ある地区の中学生全員にアンケート調査を実施し、数学が好きではない（あまり好きではない、大嫌い）と答える生徒の割合を調べるのが「単純な調査」、ある中学校の生徒全員にコンピュータでアンケート調査を実施し、コンピュータ使用への態度と数学の成績との関係を調べるのが「相関関係の調査」である。また、同じ程度の学力の2クラスの生徒に対して、クラスAには新しい指導法で、クラスBには従来の指導法で数学を教え、事後テストで平均値の差を検証するのが「実験」にあたる[7]。

　上記の3つの研究は、測定できるデータを集めて統計的に分析し、現象の理解を図ろうとする点では共通しており、量的研究方法に位置づけられる。量的研究は、自然科学の分野に代表されるように、自然界の現象を数値や数式を用いて計量的にとらえるものである。なかには、一部の社会科学のように人間の相互の関係性を統計を用いて測定するもの、一部の人文科学のように言語や時間軸を用いて説明するものもある[8]。

省察的実践者にとっての質的研究法

一方、質的研究とは、「文章や文字などの質的データの分析から、ある出来事を解明しようとするもの」[8]である。測定可能な事実やデータに基づくよりは、予測が困難で簡単には証明しにくい、多様な経験を聴き取ったもの、あるいは経験が書かれている、質的データと呼ばれるものに焦点を当てる研究と言うことができる。

一般化された数量的なデータを重視するよりは、かかわり合う相手と向き合う実践を省察することに関心をもつ省察的実践者の場合は、質的研究法を用いる傾向がある。

興味深いのは、研究方法の歴史をひもとくと量的研究から質的研究へと転回しつつある流れが確認できる点である。たとえば、「口述されるものへの回帰、特殊なものへの回帰、ローカルなものへの回帰、時間的なものへの回帰」がある[9]。

同じような指摘は、質的研究への関心の高まりを、4つに分けた次の説明にも見ることができる[10]。

- **当事者にとっての意味への志向**:「当事者がつくりだしている意味の世界を浮かび上がらせるようなデータ」を得ようとする志向
- **自然な状態におけるデータへの志向**:「人工的な実験やアンケート」ではなく、「自然な形において観察し、直接的データ」を得ようとする志向
- **全体論的理解への志向**:「当の現象にかかわる人々の見方、感情、行動を形づくってきたさまざまな状況・脈略の間の複雑な関係を理解」する志向
- **データ収集方法の柔軟性・多様性**:「多様なデータ収集手段を柔軟に駆使して、当の現象についてさまざまな角度から理解を試み」る志向

研究方法の歴史における、量的研究から質的研究への回帰傾向をみると、特に対人関係専門職がレポートや論文をまとめる場合には、自らを研究主体とし、相手を研究対象者として分ける量的研究よりは、研究者も相手もともに影響を与え合う存在で、「複雑な人間の行動や人間関係のやりとり、価値観に焦点が当てられる」[11]という点もあげられるだろう。

年代的にはやや古いものの、精神科医の神谷美恵子が著書『生きがいについて』[12]で、研究方法を、当初の量的研究から質的研究へと変更したことを明ら

かにしている。量的研究から質的研究への回帰の事例[*5]といえるだろう。

研究目的に応じた質的研究と分析方法

　質的研究について、いくつかの種類をまとめた説明[13)]がある。

　図2-5で、質的研究の分類の基準を見ておきたい。

　はじめに、研究目的あるいは研究対象という観点でみると、特に対人関係専門職の場合は、対人関係をめぐる実践や臨床の現場での「経験」が中軸に位置づけられることになる。対人関係専門職は、日常的にさまざまな出来事を体験し、その体験を評価し、意味づけるという意味での経験を蓄積している。その経験がもつ意味を解明するのである。

　次に研究の中身が、研究対象の社会的な背景や環境など、いわゆる「構造」を重く見るのか、それとも、現象が立ち現れる時間的な流れ、いわゆる「過程（プロセス）」を扱うことに関心があるのかに基づく分類法がある[14)]。「構造」か「過程」かは、図2-5では「横軸」で示されている。

　3つ目に、実際に存在することを明らかにしようとする、いわゆる「実存性」への関心が高いのか、それとも、現象の背後にある本質的なことを理解しようとする、いわゆる「理念性」への関心を重く見るのかという分類法もある[15)]。「実存性」か「理念性」かは、図2-5では「縦軸」で示される。

　対人関係専門職が質的研究法を採用するにあたっては、自分自身の「経験」を中軸において研究目的を考えながら、縦軸と横軸で分類できる4つのグループから、研究目的やリサーチクエスチョンにふさわしいものを選び取ることになる。

第3節 省察的実践者にとっての研究倫理

　本章の最後に、研究倫理の問題を取り上げてみよう。ここ10年ほどの間に、対人関係専門職であってもなくても、またどのような研究方法を採用するとしても、研究倫理の申請作業が、必ず求められるものになっている。所属機関や大学院でレポートや論文をまとめようとする場合は、研究倫理ガイドラインを

[*5] 後述のコラム：精神科医の研究方法の変更：神谷美恵子（p.174）でもこの点にふれたい。

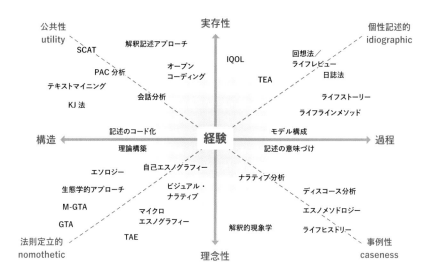

図 2-5 質的研究マッピング

サトウタツヤ, 春日秀朗, 神崎真実編著：質的研究法マッピング──特徴をつかみ, 活用するために. p.3, 新曜社, 2019.

遵守し、研究倫理申請書や計画書を提出して、研究倫理審査委員会の判断を仰ぐことになっている。

　とはいえ、研究倫理の考え方は、基本的には技術的熟達者の仮説検証型の研究を念頭に置いており、そのためデータの信頼性や妥当性を重視した審査が行われることがある。結果として、省察的実践者としての対人関係専門職が経験省察型のレポート・論文のもつ意味が認められず、それらをまとめる際の壁になることがある。

研究倫理とは

　対人関係専門職には、実践において、かかわり合う人びととの関係で、相手に「害を与えない」という倫理的行為が求められる。同じように対人関係専門職が研究活動を行う場合でも、研究の名において調査協力者に「害を与えない」という倫理的行為が求められる。たとえば、担任が受けもつ生徒たちに自分の授業のアンケート調査を行う場合、生徒たちは担任の意に沿わないような回答を避けようと考えてしまうことがある。担任は、アンケート調査は匿名で回答し、調査以外の目的で活用しないことを生徒たちに説明すると同時に、保

護者にアンケート調査のねらいを説明して、同意を得る必要がある。

　行動分析学の歴史をひもとくとわかるように、心理実験を重ねるなかで、被験者の人権をふみにじる数々の研究があったのは事実である。そこからの教訓として、研究を行う側の研究倫理の遵守が主張されるようになった。

　学校教師の場合であるが、次の考え方が研究倫理において示されている。

　研究をおこなう教師にとって、倫理的行為とはどのようなことを意味するのだろうか。おそらくは、自分の生徒や学習者を、目的のための手段に位置づけないことである。……私たちは、みずからの目的のために人びとを「利用する」権利はない[16]。

　調査対象者を研究遂行上の目的のための「手段」に位置づけないということは、対人関係専門職である研究者が研究主体になり、かかわり合う人びとが「被験者・客体」になるのではなく、両者はともに調査研究の共同参加者に位置づけられることを意味している。

　彼ら〔調査対象者〕は、自分の意志で研究に参加し、研究の目的について十分に理解していること、参加したくないときは「ノー」と言えること、いつでも研究から離れる自由を持っていることになる。実践現場での研究は、協働的な営みであり、調査対象者は皆、インフォームド・コンセント（事前に書面や口頭で説明を受けたうえで同意すること）の権利を持っている[16]。

　調査対象者も研究主体者であり、協働の研究者として、研究に対して詳細を知り、ノーと言える権利をもっているのである。

協働的な研究デザイン

　研究倫理の申請で求められることがらについて、調査の開始時、調査結果の分析や結果の公表時の2段階に分けて検討してみたい。

　まず、調査の開始時について、対人関係専門職が所属している職場や大学には「研究倫理ガイドライン」が用意され、研究倫理審査委員会が設置されているところが多い。対人関係専門職の大学院生は、研究を計画する段階で研究倫

理審査委員会に、研究倫理申請書・計画書を提出し、調査協力者への「侵襲性」の有無について判断を仰ぐことになる。

研究倫理計画書では、研究目的や研究方法を記載する。また調査協力者に対しては、調査研究において、調査の目的を説明し、個人情報の保護を行っていること、調査は任意であること、調査に協力することで発生するリスクとその対応について説明し、承諾を得ていることを記載する。研究協力依頼書、研究協力同意書・同意撤回書、アンケートやインタビュー調査の項目などの資料を用意し、研究計画書に添付する。

そして、調査結果を分析・発表する段階では、得られたデータを調査協力者の関係者、あるいは第三者に提供することは倫理違反になる。また、データの分析を恣意的に、また偏見や予断をもって解釈することも倫理に反することになる。

レポート・論文にまとめ、発表する場合には、仮名や匿名にするなどして、調査協力者が特定できないような配慮が必要になる。また、たとえ配慮ができていたとしても、具体的で個人的な発言を公にすることで、個人が特定されてしまう危険性もあり、さらには分析結果が、個人の自尊心を傷つけてしまうこともありうるので、その配慮も必要となる。

特に、対人関係専門職が質的研究を用いてレポート・論文をまとめる段階では(あるいはその前の、調査結果の分析の段階から)、調査協力者とともに調査結果とその解釈について語り合う「協働的な研究デザイン」[17]にしておくと、研究倫理の逸脱の問題は少なくなるだろう。

関係性のなかでの研究倫理

研究倫理申請では、調査対象者の人権への配慮という視点が強調され、厳しい要件を課されていることが多い。調査対象者への同意書が用意され、アンケートやインタビューの調査項目も事前提出が求められ、「侵襲性」の有無についてチェックされる。

とはいえ、侵襲性の有無や程度は、客観的な基準で測定できるデータに限定されることが多いようである。その点を突き詰めていくと、研究倫理の名において、倫理の侵襲性のすべてを厳密性の基準でのみ判断してしまうということになってしまわないかという問題が生まれる。審査する側にも審査される側に

3 研究目的・研究方法を省察的に設定する

も、研究の目的を探究することよりも、「手段としての研究倫理」そのものが自己目的化する事態が生じることもある。

　対人関係専門職が研究を行う場合、調査協力者である相手は単なる研究対象者にとどまるのではない。両者の関係は、ともに研究に取り組む協働の参加者・協力者の位置づけになっているはずである。前述した協働的な研究デザインも、かかわり合いや関係性の構築に重点を置いた考え方である。したがって、対人関係専門職の場合には、関係性のなかでの協力関係の構築という原点に立って倫理を考える必要がある。

　研究協力者に対する「侵襲性」の基準は必ずしも、誰にでもあてはまる一般的・普遍的な基準ではなく、お互いの関係性を構築することのなかに、あるいはかかわり合いにおいてずれが生じた場合に、適切性を加味しながら、相互に修正を行おうとする努力のなかにあるはずである。

　この点について、研究倫理より広い、専門職の実践についての倫理であるが、次の看護倫理の事例が検討に値する。

　　　　　　　　　　　　　　　　　事例

　『看護倫理――見ているものが違うから起こること』[18]では、看護師など医療者における倫理の前提には、「関係性そのものに倫理的な責任が伴う」という考え方が位置づけられている。倫理を、看護師など医療者と患者との協働の関係性をめぐる問題という視点で考えるのである。それでは関係性のなかでの倫理とは、具体的にはどのような意味をもつのだろうか。

　この書物では、「ナースコールは押せません」をはじめとする 16 の事例について、それぞれ事実の紹介、「看護師のストーリー」「患者のストーリー」「論点の整理」「対応」が説明されている。

　医療現場において、一方には、病気をめぐるつらさや、患者対応への不満などをさらけ出す「患者のストーリー」がある。他方には、患者の物語を聴きながら、治療の方針を立てていく「医療者のストーリー」がある。両者の間にはしばしば、視点のずれによる「不調和」がある。この不調和を、対話や話し合いをとおして軽減していくことのなかに、医療倫理をはじめとする倫理一般の問題があり、その延長上に、研究倫理の問題がひそんでいるという考え方になっている。

　医療者は、様々な物語を生きる人々に出会います。……病いの現実を引き受け、自らの経験の証人として他者の前に自分自身をさらけ出す人々と、その語りの聞き手となることの多い医療者は、証言としての語りを聞く行為、関係性そのものに倫理的な責任が伴うのです[18]。

　なお、この書物と事例を読むと、看護倫理の考え方を保障するものに、医療倫理学の考え方があるようである。以下に示されているのは、研究者と研究協力者の関係を超えて、医療従事者や関係者それぞれのナラティヴ（物語り）とその関係性の不調和の事例になっている。

当事者間のナラティヴの不調和としての倫理的問題の例[19]

1）「医療従事者のナラティヴ」と「患者のナラティヴ」の不調和
　　a 保健師は治療が必要だから病院を受診してほしいと思う。
　　b 患者はこの病気は大したことはないと考え受診したがらない。
2）「患者のナラティヴ」と「家族のナラティヴ」の不調和
　　a 患者は死にたいと考えている。
　　b 家族は生きてほしいと考えている。
3）「医師のナラティヴ」と「看護師のナラティヴ」の不調和
　　a 医師は生命維持治療を続けようと思っている。
　　b 看護師はもう生命維持治療はやめたほうがよいと感じている。

　　　　　　　　　　　　　　　　　解説

　倫理的問題を、このようにかかわり合いのなかでの「ナラティヴの不調和」としてとらえることで、不調和を減らし、調和を図っていくための方法が、いっそう見えやすくなるように思われる。

　研究倫理をめぐる問題は最終的には、研究者と研究協力者（かかわり合う人びと）との協働の「かかわり合い」「関係性」を土台にすることが大事である。そうすることで、お互いの物語のずれを研究者が放置し、対等な関係を築く努力をしない点に侵襲性が見出されることになる。研究倫理での関係性は、お互いへの信頼関係があってはじめて築かれるのであり、信頼関係の構築には時間をかける必要がある。研究者がその点に自覚的になれば、研究倫理がもつ問題点を乗り越える方向性が見えてくるだろう。

まとめ

研究目的・研究方法の設定をめぐる問いかけ

❶ 対人関係専門職として実践を研究するにあたって、かかわり合う相手を、自分の研究目的や研究方法をあてはめる対象者としてとらえてしまったという経験はありますか。

❷ 研究方法は、その修得には時間がかかるものがあります。そのうえで、あくまで実践的な研究目的にふさわしい研究方法を選びとるという考え方を貫くのが大事であるという考え方をどう受け止めますか。

❸ 研究倫理申請を行う際には、対象者を調査研究の手段に位置づけるのではなく、かかわり合いを意識するという考え方をどう受け止めますか。

文献

1) スーザン・ウォレス著, 三輪建二訳：教師がまとめる研究論文 ── 質的研究・量的研究・アクションリサーチ. p.29, 鳳書房, 2020.
2) 帚木蓬生：ネガティブ・ケイパビリティ ── 答えの出ない事態に耐える力. 朝日新聞出版, 2017.
3) 西條剛央：研究以前のモンダイ ── 看護研究で迷わないための超入門講座. p.14, 医学書院, 2009.
4) 近藤克則：研究の育て方 ── ゴールとプロセスの「見える化」. p.89, 医学書院, 2018.
5) 前掲3), p.16.
6) 木下康仁編著：分野別実践編 グラウンデッド・セオリー・アプローチ. p.21, 弘文堂, 2005.
7) 関口靖広：教育研究のための質的研究法講座. pp.3-4, 北大路書房, 2013.
8) 中嶌洋：初学者のための質的研究26の教え. p.3, 医学書院, 2015.
9) ウヴェ・フリック著, 小田博志監訳：新版 質的研究入門 ──〈人間の科学〉のための方法論. p.20, 春秋社, 2011.
10) 前掲7), p.6.
11) 前掲1), p.11.
12) 神谷美恵子：生きがいについて (神谷美恵子コレクション). みすず書房, 2004.
13) 前掲7), p.5.
14) サトウタツヤ, 春日秀朗, 神崎真実編著：質的研究法マッピング ── 特徴をつかみ, 活用するために. p.4, 新曜社, 2019.
15) 前掲14), p.5.
16) 秋田喜代美, 藤江康彦：これからの質的研究法 ── 15の事例にみる学校教育実践研究. p.13, 東京図書, 2019.
17) 太田裕子：はじめて「質的研究」を「書く」あなたへ ── 研究計画から論文作成まで. p.145, 東京図書, 2019.
18) 吉田みつ子著, 川島みどり編集協力：看護倫理 ── 見ているものが違うから起こること. p.37, 医学書院, 2013.
19) 宮坂道夫：医療倫理学の方法 ── 原則・ナラティヴ・手順 第3版. p.58, 医学書院, 2016.

第4章

データを省察的に収集し分析する

　研究デザインまでの段階が終わると、調査を開始し、自ら選びとった研究方法を用いてデータを「収集」し、「分析」する段階に入る。

　その際に、意識しておかなければならないのは、データ収集も分析も恣意的なものにならないよう、一定の厳密さが求められることである。調査の段階では、科学的で実証主義的な「厳密性」の観点が大事になる。その一方で、対人関係専門職がかかわる対人関係をめぐる課題を研究する場合、実践にとっての「適切性」の観点も大事になる。

　本章第1節では、科学的な「厳密性」と実践的な「適切性」とは何かについて、両方を大事にする研究上の工夫について検討する。

　第2節では、観察研究、言説研究、グラウンデッド・セオリー・アプローチの3点について、第3節では、自らの実践を研究するアクションリサーチについて、科学的な厳密性と実践的な適切性の観点をふまえ検討する（図2-6）。

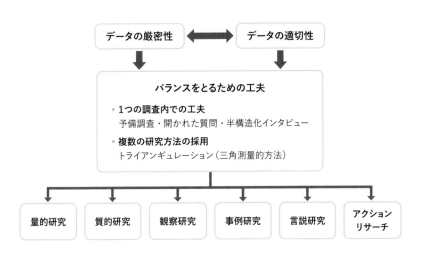

図2-6　データの厳密性と適切性

第1節 データの厳密性と適切性をめぐって

　厳密性と適切性の考え方、両者のバランスを保つ工夫について説明する。

厳密性とは：信頼性と妥当性

　厳密性は、次の2つの要素に分けて考えることができる。

　まず厳密性とは、「評価者や評価時点が変わっても、同じような結果が再現性をもって得られる度合い」[1]、「データを集める人や集めている時期にかかわらず、内容が首尾一貫している場合」[2]を指している。この厳密性は「信頼性」とも呼ばれている。この定義では厳密性は、①研究者や評価者が違っても同じ結果が得られること、②同じ研究者が別の機会に同じ質問をしても、同じデータが得られることを意味している。

　たとえば、学校教師が、自分の教えている学生にインタビュー調査を行う場合、学生は、教師−学習者の権力的な関係性のなかで回答する可能性があり、データに厳密性（信頼性）があるとは言えないことになる。

　厳密性とは、次に、「その研究で測ったり調べたりしたいと意図したものを、測ったり調べたりしている度合い」[3]であり、「データがリサーチクエスチョンにとって、適切で関連性ある情報源からのものである場合」[4]を意味している。この厳密性は「妥当性」とも呼ばれている。

　たとえば、「新人事務職員の離職率の高さとその理由」についてアンケート調査を行う場合、離職理由については、人事担当者に推測してもらうよりも、当事者である離職者自身に直接質問をするほうが、データの厳密性（妥当性）があるだろう。

適切性とは：実践の質の向上と「真実」

　これに対して、経験省察型のレポート・論文では適切性が大事なポイントになる。適切性についても2つの要素に分けて考察してみたい。

　適切性は、まず、研究の過程や研究の成果がどれだけ実践の「質を改善するのに役立つ」のかという度合いを意味している[5]。つまり、実践とつながっているか、実践とその改善にとって意味があるかという意味合いで、適切性は用いられているのである。

適切性とは、次に、回答者の回答が「真実なのかどうか」の度合いを意味している[6]。データの適切性は回答者が誰になるかに影響を受けるものである。たとえば、遅刻の実態について調査を行う場合を考えてみよう。遅刻の当時者にインタビューすることで得られるデータは、当事者でも「真実」を語らない可能性があり、適切性があるとは言えない。適切性を保つには、クラス内の遅刻していない参加者にインタビューを行い、遅刻した参加者が「真実」を語っているかどうかを確認し、遅刻している参加者の考えと比較するという「二重のチェック」[6]をする必要がある。

適切性は、ここでの２つの意味において、いずれも研究者自身の経験や実践とのつながりを重視する基準である。したがって、対人関係専門職がまとめる経験省察型のレポート・論文において重要性をもっている。ただし、厳密性を無視してよいわけではない。適切性を重視しながらも、研究の途中段階では、厳密性を意識しながらデータの分析を行うことが求められる。

経験省察型のレポート・論文では「厳密性か適切性か」[6]という、いわば相反するものがあることを理解したうえで、自分はどちらを優先するのか、優先しないほうをどのように配慮するのかなどを考察していかなければならない。

沼地にいる対人関係専門職は適切性が大事

省察的実践を行う対人関係専門職の場合には、実践とのつながりが重視されるだけに、厳密性以上に適切性が意味をもつことになる。

その理由については、対人関係専門職が取り組む実践や臨床の現場は、信頼性・妥当性を確実に必要とする「高地」ではなく、不確実であいまいさのある「沼地」であるという、ショーンによる次のような説明がヒントになる。

実践者は、厳密性を理解し、実践を厳密におこなうことのできる地質の高い高地にとどまるべきなのだろうか。……あるいは沼地に下りて、技術的な意味での厳密性を進んで捨て去り、とても重要で、挑戦しがいのある問題に取り組むことになるべきだろうか。……ぬかるんだ沼地を選びとる人びとがいる。沼地を選ぶ実践者は、乱雑ではあるがきわめて重要な問題に意識的にかかわっている。探究方法を表現するように求められると、彼らは経験や試行錯誤について、直観や混乱について語るのである[7]。

　やや難しい言い回しになっているかもしれない。とはいえ、実感としてはなるほどと理解できるのではないだろうか。看護の臨床の場、学校現場や福祉の現場などでは、学んだ知識や技術をそのままあてはめれば問題は解決できるといった状況にはないことが多い。「沼地」の現場では、混乱している状況や、複数の出来事が同時進行している状況のなかにあって、そこから大事なポイントを探り出していくことが求められる。経験省察的な研究の場合でも、省察的実践者にとって必要な基準は、どのような場合にもあてはまる厳密な基準より、実践にとっての適切性のほうが大事なのではないかという指摘と言える。

厳密性と適切性のバランス

　とはいえ、レポートや研究をまとめる際には、厳密性のほうが重視されることがあり、適切性が軽視されかねないということが起こる。厳密性を重視しなさいという指導があるときに、対人関係専門職は、どのようなことを確認したらよいだろうか。たとえば、松崎らの文章が、参考になるだろう。

　多くの実践者が厳密性か適切性かをめぐるジレンマに対してとった対応は、専門的知識に合わせて実践状況を切り取ってしまうことであった。彼らはいくつかの方法でこの作業をおこなった。彼らはカテゴリーに入らないデータは意識的に注意を向けないようになった。……このやり方は、技術アナリストたちがときおり、自分たちが奨めたものが失敗に終わったときに、その原因を「パーソナリティ」あるいは「政治」のせいにするのと同じ手口だといえよう[8]。

　看護の分野でも、科学的な厳密性を求めるあまりに、実践的な適切性がおろそかになってはならないという主張が行われている。

　研究では、合理的な説明が可能との学問的厳密性が問われる。実践では、問題に適切に対処できているかどうかが問われる。大学を基盤とする研究者が創り上げた理論を活用すれば、実践において「適切性」が実現できるというわけではない。……変化し続ける不確実で不安定な状況にあって、葛藤しながら「適切性」を追求するのが臨床実践であり、実践家である。看護者は傍観的観察者ではなく、状況に巻き込まれた参加観察者とならざるを得ないのである[9]。

いずれも、対人関係専門職がレポート・論文をまとめる場合、厳密性にあてはまらないものを排除することで、複雑多様な実践からの要請である適切性が軽視されてしまうことに警鐘を鳴らしている。そして、対人関係専門職（看護職）は、単なる傍観的観察者ではない以上、研究においても適切性を大事にすべきではないかという指摘になっている。

対人関係専門職にとって、研究の出発段階でも過程でも、そして研究成果を考察し、まとめる段階でも求められるのが、実践的な適切性である。そうであるとするならば、まずは適切性の視点を大事にしたうえで、合わせて厳密性にも注意を払うことになっていくだろう。

実践的な適切性に立ったうえでの科学的な厳密性の担保とはどういうものか、いくつかの具体的な工夫を示しながら検討したい。

予備調査を行う

研究方法を選択し、それぞれの研究方法における厳密性と適切性を吟味し、そのうえで、対人関係専門職として実践的な適切性を重視しながらデータを収集していくためには、調査のデザインをていねいに行うことが必要である。それだけでなく、本調査のための準備として、本調査よりも規模を小さくして行う予備調査（予備的な調査）を実施することが考えられる。

対人関係専門職の場合、研究を行うことに不慣れな場合が多い。研究デザインの段階で、研究テーマの規模やリサーチクエスチョンの精度、研究方法の採用、分析方法などが不十分なものになってしまうかもしれない。研究デザイン段階でそうした精度を高めていくのが難しい場合は、予備調査をとおして信頼性・妥当性、および信用性・適切性を確認することが意味をもってくる。

たとえば、アンケート調査やインタビュー調査によりデータ収集をする場合、数名に回答してもらい、用語が回答者にとって明確か、回答に困る質問になっていないかを確認するとよいだろう[10]。

予備調査での確認事項のなかには、厳密性と適切性を確保するために設けられる工夫として、閉じられた質問から開かれた質問へ、回答を誘導する質問の回避、半構造化インタビュー、あるいはトライアンギュレーションなどがある。

評価項目・到達レベルを協働で探究する

　第1部第2章では、かかわり合う人びとのパフォーマンスという評価のしにくい実践を評価する尺度として、ルーブリック評価表を取り上げている。ルーブリックによる評価では、縦軸に複数の評価項目・評価尺度を置き、横軸（行）にはその到達レベルや評価の観点を置くマトリクス表を作成する。このことにより、データの厳密性を担保でき、また対象者の側においても、事前に評価項目と到達レベルがわかるという点で、実践とのつながりがあり、適切性を保つことができるという利点がある。

　しかしながら、第1部第2章でも検討したように、ルーブリックによる評価にはプラス面に加えて問題点もある。対象者は教育者や評価者の意図を前もって察知し、評価項目と到達レベルを事前に理解し解釈し、その意図に沿って行動するということが生じることがある。そうなると、対象者は「本音」を表現、行動することはしなくなるので、データの厳密性の要件はかえって満たされないことになりかねない。

　測定可能という基準により、研究者側が評価項目を設定すること自体、技術的熟達者としての対人関係専門職の考え方になっている。これについては、かかわり合う人びとの自主的な学習の促進と言いつつも、実際には、相手を誘導するだけの「単なる教化装置」[11]になるとの厳しい意見がある点を考慮する必要がある。

　マトリクス表を作成する段階や実践の途中で、評価項目や達成目標そのものについても、双方向で意見交換することを進めてもよいのではないだろうか。

　また、評価項目の1つを空欄にし、対象者が項目と到達レベルを自分で設定するというのも、一案と言えるだろう。

　次のようなクラントンの意見が参考になるだろう。

　評価が学習者との相互的なプロセスであるとき、能力開発の方策として評価を用いることによって、完全に実践と統合させることができる。教育者は講座やプログラムの最中に学習者から自由なコメントを集め、これらをまとめ、自分のコメントを書き、その結果の意味や学習者と教育者の見方の食い違い、講座の中でどのような種類の変化がつくれるかについてグループで話し合うことができる[12]。

双方向的なプロセスを保とうとする工夫は、データの厳密性という点では問題はあるかもしれない。しかしそれにより、データの実践的な適切性は高くなる。また教育者や評価者が予想しない、思わぬデータが手に入る可能性もある。そのうえで科学的な厳密性を補うために、ルーブリック以外の評価を同時に取り入れる（いわゆるトライアンギュレーションを行う）こともできる。

閉じられた質問から開かれた質問へ

アンケート調査・インタビュー調査での質問には、閉じられた質問（closed question）と開かれた質問（open question）がある。閉じられた質問とは、「回答にあたりひとつの単語、短いフレーズ、または解答欄のチェックのみを求めるもの」である[13]。「はい／いいえ」の回答欄が用意された質問や、年齢などの回答者の属性を聞く質問は閉じられた質問になる。

閉じられた質問は、データの測定も分析も容易であるという点で、データに対する科学的な厳密性という点では意味がある。ただし、幅広い回答が得られないという問題がある。

開かれた質問は、「参加者自身の言葉で表現され、多様な回答ができるもの」である[13]。多くは、「なぜ」「どのように」という質問の形式になっており、その問いにより、多様で幅のある回答とデータを入手する可能性が広がるようになる。開かれた質問はデータの分析が難しくなる点で、科学的な厳密性の確保は困難になる。とはいえ、その分、すぐには一般化できない個別具体的なデータが得られることや、研究対象者の本音や生の考えを拾うことができることから、データの実践的な適切性が確保できる。

回答を誘導する質問を避ける

回答を誘導する質問とは、「参加者を特定の回答へと性急に導く」[14]もので、研究者の期待する内容を手に入れようとする質問のことである。そのため、回答を誘導する質問では、結果的に、科学的な厳密性が保障されないことになる。

以下、「開かれた質問」と「回答を誘導する質問」をめぐるイギリスの教員の事例を紹介したい。

事例

　アシュラフは継続教育カレッジ（日本の専門学校にあたる）で舞台芸術を教えながら大学院で学んでいる。学生の参加意欲が乏しい理由を確認するために、アンケート調査票を準備している。しかし、いくつかの質問項目では、問いの文言の完成度が十分でないという点のほか、不十分な開かれた質問や、回答を誘導する質問であるという指摘を大学院の指導教員から受けた[15]。

開かれた質問例

- これまで学校で舞台芸術を学んだことがありますか、その理由は

回答を誘導する質問例

- 舞台を好まない場合、舞台芸術界でどんな仕事ができると考えますか
- 舞台芸術コースの在籍を後悔していますか
- ほかにどのようなことをしてみたいですか

　a）カレッジのほかのコース

　b）学校に残る

解説

　最初の「これまで学校で舞台芸術を学んだことはありますか、その理由は」という質問は、開かれた問いとはいえ「理由」を尋ねるものになっている。この点について指導教員は、アシュラフが理由を尋ねようとしているのは、舞台芸術を「好まない」学生がいて、その科目を好まない理由を探りたいという思いがあるからだとしている。

　指導教員はこの質問に、「『なぜ』という理由よりも『何を』を聴くほうがよい」（舞台芸術関係の学習内容、レベル、舞台芸術の学習に演劇が入っているかなど）とコメントし、さらに、「回答用の空欄を作っておきましょう」ともアドバイスしている。質問者の意図とは無関係に、回答者が自分の考えを記載できるようにするのである。

　また「舞台を好まない場合、舞台芸術界でどんな仕事ができると思いますか」という質問も、就職先の舞台芸術を「好まない」学生がいるという前提に立っていると、指導教員は指摘する。

　「舞台芸術コースの在籍を後悔していますか」という質問は、開かれた質問になっているとはいえ、「これこそ、質問というよりも告発を促している印象

があります」と指摘している。また、「単純な『はい』『いいえ』の質問にする
のは、あまり有用とは思えません。たとえば、『コースについて、あなたが残
念に思うことはありませんか』という質問のほうがよいのではないでしょう
か」とも指摘している。

　「ほかにどのようなことをしてみたいですか」という質問については率直に、
「『回答を誘導する質問』になっているので、できるだけ避ける必要がありま
す」と述べたうえで、「その他」というカテゴリーを設けて空欄を用意し、自
由記入してもらうことをアドバイスしている[15]。

　　開かれた質問を用意し、回答を誘導する質問を避けるために、回答の選択
　　肢を広げ、自由記入欄を設ける工夫を行うことが奨励されている。

半構造化インタビューを行う

　回答を誘導しないためのもう１つ別の工夫として、インタビュー調査では、
半構造化インタビューが行われることが多い。半構造化インタビューとは、
「質問の文言を事前に決めていても、回答に応じて質問を柔軟に変更する」[16]
ものである。

　回答者にある程度自由に回答してもらうことにより、アンケート調査だけでは
たどりつけない、個別的、具体的で興味深い回答を引き出すことができるので、
半構造化インタビューは、一定の科学的な厳密性、および実践的な適切性を
もっている。

　とはいえ、半構造化インタビューにも前もって準備されたインタビューガイ
ドがあり、したがってインタビューガイドから逸脱した質問になることは避け
る必要がある。逸脱した質問は、開かれた質問とは言えないものとなるからで
ある。

　以下、健康教育をめぐる半構造化インタビューの事例を紹介する。

・・・・・・・・・・・・・・・・・・・・・・・・・・・・・・・ 事例 ・・・・・・・・・・・・・・・・・・・・・・・・・・・・・・・

　インタビュアーは、中学校の養護教諭であり、同時に大学院生として私の指導を受けていた。養護教諭としては、10年来健康教育として感染症や喫煙予防をはじめ、健康生活の自己管理に関する知識を提供してきている。同時に、健康集会を組織し、生徒たちが自主的自発的に、自ら健康生活の自己管理ができるような学習支援を行っているという自負がある。昨今のコロナ禍のなかで、中学校での健康教育の成果はどの程度あったのか、成果があるという場合に、知識を学んだことが影響しているのか、それとも健康集会による自主的な活動、あるいは仲間との活動もインパクトがあったのかを、卒業後10年前後の元生徒にインタビューを試みたのである。大学院での研究倫理審査を経ており、提出書類として、元生徒へのインタビューガイドが求められている。このインタビューガイド［表2-12］は半構造化インタビューで行われることを意図しており、インタビュイーにも伝えられている。

表2-12　インタビューガイドの例（養護教諭の修士論文に基づいている）

2017（平成29）年度学習指導要領改訂では、予測困難な社会に対応する力を子供たちに付けることを強調しています。新型コロナウイルス感染症の感染拡大が生じているところから、インタビューでは以下の質問に答えてほしいと思います。

❶現在、このコロナ禍にて、どのように対応し、生活しているでしょうか。

❷新型コロナウイルス感染症をどうとらえていますか。

❸健康生活で、自分が心がけていることは何でしょうか。

❹喫煙していますか。

❺健康に関するライフスタイルはどのようになっていますか。

❻現在の健康行動のきっかけは何だったのでしょうか。

❼現在の健康行動に、研究者（養護教諭）の影響はありますか。

❽健康集会をどのようにとらえていますか。

❾研究者（養護教諭）とのいちばんの思い出は何でしょうか。

❿中学校在籍時に、研究者（看護教諭）にもっとしてほしかったことは何でしょうか。

なお、必ずしもこの順番通りに質問するわけではありません。自由に当時の思い出や現在の様子を語って下さい。

・・・・・・・・・・・・・・・・・・・・・・・・・・・・・・・ 解説 ・・・・・・・・・・・・・・・・・・・・・・・・・・・・・・・

　あるインタビュイーは、⑨の養護教諭との思い出、そして、⑧健康集会での楽しい思い出から語り始めたという。それだけ、健康集会のインパクトが大きかったのである。そのインパクトは、自分で健康を管理することを自発的

に、また仲間との語り合いのなかで学べたということであり、①、②、③、④なども、健康集会の影響を受けて、自分で健康管理をしているという回答になっている。2時間あまりの語り合いにより、結果的に10の質問すべてに回答を得ることができたのである。「なお、必ずしもこの順番通りに質問するわけではありません。当時の思い出や現在の様子を自由に語って下さい」という文言は半構造化インタビューを示している。インタビューの回答を見ると、半構造化インタビューの成果があったと言えるであろう。

フォーカスグループ・インタビューを行う

　インタビュー調査において、個別のインタビューではなく、ある共通した属性をもつ少人数のグループ・インタビューを行うものは、フォーカスグループ・インタビュー（Focus Group Interview）と呼ばれる。フォーカスグループ・インタビューを行うことで、参加者の匿名性を保持しやすくなり、また参加者は回答を深く探究できる機会が増え、インタビューへの参加意欲が高まるという可能性が生まれるようになる[17]。

　フォーカスグループ・インタビューは、個人対象のインタビューよりも、グループでの話し合いのなかで、複数の声が集まるという点で、実践的な適切性が高まる効果があると言える。とはいえ、回答を誘導する質問を行う場合、その信用性・適切性を損なう点は、注意が必要である。

トライアンギュレーションを採用する

　それぞれの研究方法のなかでデータの厳密性と適切性を確保することに加えて、いくつかの方法を組み合わせるなどをとおして、厳密性と適切性をともに担保するものとして、トライアンギュレーション（三角測量的方法）がある。

　トライアンギュレーションとは、「先行研究との比較やアンケート（質問紙）調査、インタビュー、参与観察など複数の方法で観察を実施し、結果を照らし合わせることで、多面的な角度から観察対象を把握する」研究方法のことである[18]。

　「複数の方法」は、1つは複数の研究方法を用いることを指している。つまり、アンケート調査などの量的研究方法でかかわり合う人びとの全体的な量的傾向をとらえたうえで、より個別具体的な理解を深めるために、インタビュー調査といった質的研究方法を実施する進め方が考えられる。

　もう１つは、同じ研究方法で類似の質問を複数用意することを指している。たとえば、アンケート調査のなかで、類似の質問を離れたところに置いておくことで、回答が首尾一貫性をもっているかどうかを確認することが可能になる。

　上記の定義では、研究方法にアンケート調査、インタビュー、参与観察の３点があげられている。

　次の専門学校教員の調査の事例は、２種類の研究方法（アンケート調査とインタビュー調査）を取り入れ、トライアンギュレーションを行ったものである（表2-13）。

事例

表2-13　トライアンギュレーションの例

研究テーマ・目的と リサーチクエスチョン	研究テーマ 「○○職業分野の専門学校における学生のモチベーションの改善に対応する教育方法の開発：A専門学校について」 研究の目的 ○○分野のA専門学校において学生の意欲が減退している理由を解明し、学生の学習意欲とモチベーションを向上させる教育方法を開発すること リサーチクエスチョン1 学生のモチベーションの低下の理由は何か リサーチクエスチョン2 学生のモチベーションの向上を図る教育方法に何があるか **小さな問い①**：学習意欲が減退している理由はどのように分類できるか、そのうち、主な理由にあがるものは何か **小さな問い②**：それぞれの背景に対応した教育方法向上策は何かそのうち、一番効果的な教育方法には何があるか
複数の研究方法と質問内容 （トライアンギュレーション）	1）学生対象にモチベーションに関するアンケート調査を実施する 「本専門学校に進学した理由は何でしょうか」 　1. 専門分野に関心があった　2. 入学しやすかったから　3. ほかに行くところが見つかりにくかったから　4. 通学しやすかったから　5. その他（　　　） 「モチベーションはあるほうでしょうか」 　1. 大いにある　2. ある程度ある　3. あまりない　4. ない 「モチベーションの低下として考えられる理由は何でしょうか」 　1. 授業内容が難しい　2. 専門分野への関心が高くない　3. 職業分野の就職先が多くない　4. 国家試験が難しい　5. そのほか 2）モチベーションの低下に関する一般的傾向を把握したうえで、上記の学習意欲に関する具体的な内容を確認するインタビュー調査を実施する 本人の同意を得たうえで「ない」「そのほか」といった項目にチェックした学生を中心にていねいに理由を確認する。

第2節 観察研究、言説研究および GTA の厳密性と適切性

　ここで、観察研究、言説研究およびグラウンデッド・セオリー・アプローチ（GTA）を取り上げる。

　観察研究は、かかわり合う人びとなどの研究対象の観察をとおして課題を探究するものである。言説研究は先行研究を別の角度からとらえるもので、対人関係専門職が所属する分野の政策文書のイデオロギー性などを検討するものである。また、GTA は、データを集め、そのデータを土台にして理論を発展させるという手続きをふむ研究方法・分析方法である。

　ここでこれら 3 つの研究方法を同時に取り上げる理由として、いずれも科学的な厳密性の保持、および実践的な適切性の確保を両立させることをめぐって、工夫が求められると思われるためである。観察研究では、自分自身の考え方の枠組みがもつ偏りに気がつく作業が、言説研究では、取り上げる政策や資料がもつイデオロギーの取り扱い方が大事になってくる。GTA では収拾したデータの分析をめぐり、客観的成果と実践的な意味づけとの関係を考えることになる。

観察研究

　観察研究とは、研究者が観察をとおして、見聞きした事象を記述し、行為の背景にあるものを判断する研究である。

　観察研究には、参与観察と非参与観察の 2 つがある。

　参与観察では、かかわり合う人びとと行動をともにしながら観察を行い、非参与観察では研究者が第三者として対象者から距離を置いて行う[19]。参与観察・非参与観察のいずれの場合でも、見る・観察するという行為が、アンケート調査やインタビュー調査などの「聴く」調査とは別の、あるいはそれ以上の情報を、相手から得られる可能性がある。

　なお第 3 章第 2 節では、質的研究法に観察研究は含めなかった。それは、観察が量的研究法で行われることもあれば質的研究法として採用されることもあるためである。

　対人関係専門職はかかわり合う人びとと人間関係を編んでいるので、非参与観察よりは参与観察を行うことが多い。参与観察は、研究者自らがかかわり合

う相手について直接観察を行うことにより、ふだんかかわりをもたない対象にインタビュー調査やアンケート調査を行うよりデータの厳密性の程度は高いと言える。

　とはいえ、対人関係専門職が取り組む研究である以上、参与観察のもつ厳密性の程度については一定の配慮が必要になる。理由は2つ考えられる。1つは、参与観察において、研究者自身が身につけている先入観や価値観からは完全に自由にはならないからである。

　私たちは、自分の先入観や価値観を通して、参与観察対象を「観察」する。……注意深い省察がともなえば、参与観察者としての自分の先入観に気づくことができる。……実際は省察をおこなわず、古い情報や目撃者情報に頼ることが多く、その結果、あなたの調査結果には未知の（また知りえないような）先入観が入り込む事態に陥る[19]。

　先入観が入り込むことは、科学的な厳密性の問題になるが、同時に、かかわり合う人びとが先入観の影響を受けて本音を述べなくなる可能性が生まれる点では、実践的な適切性が保たれるのかという問題ともかかわってくる。

　厳密性をめぐるもう1つの課題は、観察対象である生徒や患者などと研究者との間にある権力関係に関連している。参与観察をいくら客観的に行って厳密性を担保しようとしても、権力関係による影響を考慮しないならば、研究の厳密性の担保にはつながりにくいことになる。「明らかなのは、たとえ参与観察者の存在そのものは目立たなくても、参与観察の内容を変化させる力がはたらくこと」[20]である。

　参与観察では、相手と自分自身との間にある権力関係を意識しながら、データの厳密性の担保に努めなければならないのである。

言説研究

　レポートや論文をまとめる際には、資料や先行研究を整理する必要がある点は、第2部第2章第2節で指摘したとおりである。ここでは言説、教育言説、イデオロギー、言説研究の順で説明を試みる。

　言説（ディスクール）は、もともとは言語表現の総体を指すものであるが、

さらに言語表現にとどまらず、制度や権力と結びついた考え方や信念の体系を意味するものである。つまり、「説得的な力をもち、それ自体を相対化して分析の手を加えることなど考えられないほど聖域化して自明視され、権威の源となり、人々を幻惑して呪縛させるような力……『聖性』とでもいうべき性格」[21]をもつのである。

　言説は、所属する人びとが意識することなく、その制度がもつ権力的な考えや信念と結びついている。また、所属する機関がもつ信念の総体であるとも言える。

　特に、学校教育分野での言説は、「教育言説」と呼ばれている。教育言説は、「教育に関する一定のまとまりをもった論述で、聖性が付与されて人々を幻惑させる力をもち、教育に関する認識や価値判断の基本枠組みとなり、実践の動機づけや指針として機能するもの」[22]と定義される。

　【事例】【解説】にも出てくるが、教師である研究者が、「主体的・対話的で深い学び」について研究しようとする場合には、一歩立ち止まって、「主体的・対話的で深い学び」という概念そのものの批判的検討から入ることが必要になるだろう。他には「アクティブラーニング」「チーム学校」なども挙げられる。これらの用語が教育言説になっている。

　看護分野、介護分野など、対人関係専門職が所属する各分野においても、以上のような言説があり、その言説について疑問を抱くことなく、そのまま用いていることがある。

　たとえば看護分野や介護分野では、「安心・安全の看護・医療・介護」あるいは「女性は看護・介護などケアの仕事に向いている」などが、ていねいな吟味をしないで正しいととらえる考え方があるという意味で、言説の例に当たるだろう。

　研修や学修・研究において、言説に無関心のまま、批判的吟味を行わない場合、その成果として、むしろ言説を維持し、再生産をしてしまうことも起こりうる。

　言説とつながるキーワードには「イデオロギー」がある。イデオロギーは制度や権力と結びつくことで、人びとが組織の矛盾に気づかないままに働くことに貢献するのである。

　対人関係専門職にとっては、言説以上に、イデオロギーに気をつける必要が

4
データを省察的に収集し分析する

あるだろう。というのは、イデオロギーは、それぞれの職業分野の「政策文書」に現れることが多いからである。学校教師の場合で言えば、文部科学省の答申や学習指導要領に、また都道府県や市区町村の教育委員会の文書に提示された内容について、各学校、さらには各教員がそのイデオロギーも含めて、そのまま従うという関係に置かれることになる。

　それぞれの対人関係専門職の分野にはイデオロギーが存在するが、分野の枠を超えて、今日浸透している代表的なイデオロギーは、市場原理であると言ってよい。以下の指摘はイギリスの教育を中心にしたものであるが、日本にもほぼそのままあてはまるのではないだろうか。

　　ここ 30〜40 年のイギリスの教育・訓練に最大の影響力を持ったイデオロギーは「市場原理」であり、市場原理を教育部門に導入すれば、教育活動と学習活動の質が向上するという信念である。それは、継続教育カレッジ間の競争や、学校間の競争での規範のひとつになり、代案があるということすら忘れるくらいになっている。……しかし、教育と訓練は人びとの権利であり、善であるという考え方以上に、市場開放の「自然さ」が正当化され、「商品」の文脈のなかで当然視されていくうちに、市場原理イデオロギーは完璧に機能し、維持しうる唯一のものとなり、価値観や信念のセットとなって私たちにおそいかかっている[23]。

　こうした言説やイデオロギーの内容を批判的に問い直すのが言説研究である。言説研究は、一見すると資料や先行研究の整理や検討の作業と重なる部分があるようにみえる。しかし資料や先行研究、たとえば対人関係専門職が所属する機関の文書や、専門職に関する政策分野の文書に、所属する本人が気づかない価値観やイデオロギーがひそんでいるという考え方に立つとき、そうした文書の言説研究が意味をもつようになる。

　機関の文書や政策文書以外でも、機関や専門職分野の政策において、吟味されないまま用いられ、受け入れられている「ことば」「言い回し」のなかに、言説と言えるものがある。たとえば、「教育職、看護職や介護職の離職を防止しなければならない」という言い回しは、対人関係専門職に対する一定の拘束力を所属する組織に与えるものとなっている。しかし、離職することがイコール問題ということになり、離職の意味についての省察的な吟味はなされていな

いと言えるだろう。対人関係専門職側が家庭と仕事の両立を考えて、また、よりよい待遇を求めてなど、離職を選ぶ理由もあるからである。

第2部第2章第3節で、対人関係専門職が、実践や臨床の現場の課題をテーマに絞り込む際には、自らの経験やライフヒストリーの省察に加えて、資料や先行研究による理論的な絞り込みが必要であることについて述べた。取り扱う資料や先行研究が政策文書である場合には、一見すると客観的と思われる政策文書そのものが、実は政策側のイデオロギーに彩られている可能性を冷静に考える必要がある。資料や先行研究を当たり、十分に検討しきれていないものを選び、研究テーマを設定するという場合でも、言説やイデオロギーを問わないままの作業になる可能性がある。それぞれの対人関係専門職が、政策文書などで当たり前に用いられている「ことば」「言い回し」に敏感になり、その再吟味をとおして、本質をとらえ直す言説研究が求められるのである。

まず、看護・介護分野における、安心・安全のとらえ方をめぐる言説と言説研究の事例を検討しよう。

事例

ケアにかかわる専門職（医療従事者、介護関係者など）の間では、「安心・安全」はあまりに自明なことばである。医療過誤や事故を防ぐ状態を指すことばでもあり、研修でも必須のテーマになっているのが現状である。

しかし、「安心・安全」の言説で行われたケアが疑問視される事例も生まれている。『ケアとは何か──看護・福祉で大事なこと』[24]では著者の村上の祖母が認知症になった際、看護師は祖母が点滴の管を抜かないようにと、ミトンを使用したことが描かれている。しかしミトンの使用は、認知能力の衰えた祖母には耐えがたい苦痛になっていた。祖母はひどく暴れ出し、その結果として、病院には残れなくなってしまったというのである。村上は次のように指摘する。

「安全のためにミトンを使った」というところがポイントだ。厳しくいえば、このときの看護師の選択は、医療的安全性は満たしていたかもしれないが、当事者の気持ちに立つケアとして不十分だったのではないか[24]。

　医療では、「安心・安全」と並列して用いられていることが多い。しかしこの事例では、看護師にとっての「安全」の措置が、患者にとっては（安全ではあっても）「安心」やケアにはつながらない措置だったことになる。同じように、入院中の患者は、検査時には必ず氏名と生年月日を述べなければならず、一日数回の検査がある場合には、その都度同じことが繰り返される。それは、医療従事者にとっては「安心・安全」であっても、患者にとっては「安心」ではないと言えるだろう。

　ケアにかかわる対人関係専門職が、「安心・安全」を無条件に語りはじめ、その対応策について研究したいと述べている場合、指導する教員は、それは誰にとっての安心・安全なのか、安心と安全は常に両立するのか、しない場合もあるのではないかと問いかけるとよいだろう。安心・安全が1つの、またケアする側の言説である点に気づいてもらう指導が必要になるのではないだろうか。

　続いて、学校教育での「主体的・対話的で深い学び」という教育言説の問い直しの事例を取り上げる。

　ある学校教師の大学院生は、近年、文部科学省が提唱する「主体的・対話的で深い学び」を当然の前提として、そのアイディアを、知的障害教育担当の教員たちにしっかり身につけてもらう必要があるとして、意識調査の研究を進めようとしている。しかし「主体的・対話的で深い学び」は、それ以前に流行していた「アクティブラーニング」を合わせて、内容の十分な吟味なしに流布されているという意味で、「教育言説」にあたる可能性がある[25]。指導教員は大学院生に、次のような問いかけを行った。

- 「主体的・対話的で深い学び」は実態を伴った、同時に背景に理論的枠組みを伴った概念にはなりきれていない。キーワードをとおして何が大事であるのか、「教育の本質」を問うのがよいのではないか。
- 教育の本質という点では、「主体的」「対話的」「深い学び」のそれぞれについて、理念についての検討、学習指導要領の検討をはじめ、教育実践や臨床

の現場では実際にどのように用いられてきているのかについて、検証が必要になるのではないか。

- 「主体的・対話的で深い学び」は教育の一般論として提唱されているが、知的障害教育では以前から（場合により戦前から）知的障害教育の枠組みで大事にされている知識や実践があるはずであり、過去にさかのぼってその実践上の理念を抽出していくことのほうが先決ではないか。
- 抽出した実践理念を、知的障害教育における「主体的・対話的で深い学び」に盛り込む姿勢で研究し、提言するほうがよいのではないか。

　知的障害教育の教員である大学院生は、指導教員の意見を受け入れ、戦前から戦後にかけての知的障害教育における教員の「指導理念」の整理という「問題の設定」を行い、知的障害教育における「指導理念」の歴史研究を開始するようになった。次に、指導理念を浮き彫りにすることで、歴史研究という手法を用いて、教育言説になっている「主体的・対話的で深い学び」に、実質的な意味を与える研究へと進むようになっていくのである。

グラウンデッド・セオリー・アプローチ（GTA）と厳密性・適切性

　対人関係専門職が、自分の実践を研究してレポートや論文をまとめる際に用いる研究方法の代表的なものに、グラウンデッド・セオリー・アプローチ（GTA）がある。GTAを研究方法として採用しようと考える対人関係専門職は多い。

　GTAは、「研究のはじめに理論や仮説を立てるのではなく、データを収集し、そのデータを土台にして理論を発展させるという手続きをふむ」ものであり、「文献レビューや理論をめぐる省察よりは、データ収集のほうが前にある」[26] 研究方法である。それは、収集した「質的データをボトムアップ型で処理することで理論化していくアプローチ」[27] という特徴をもっている。

　グレイザー（B.J.Glazer）とストラウス（A.L.Straus）が開発したGTAには現在いくつかの修正版があり、日本では修正版グラウンデッド・セオリー・アプローチ（M-GTA）が採用されることが多いと言われている [28]。最終的には、対人関係専門職自身が、自分の研究目的に照らしてどの種類のGTAを採用するかになるが、1点確認しておきたいのは、どのようなバージョンを採用するにしても、GTAは質的研究の枠内にあっても、科学的な厳密性を追究してい

る研究方法になっているという観点である。以下の考え方が参考になるように
思われる。

〔看護・医療分野で有効な手法として受け入れられてきた GTA は〕基本的には
実証主義的である。……オリジナルの文脈からデータを切り取るだけではなく、
少なくとももともとの文脈に「置き直す」ことができなければならないことには
留意が必要である[29]。

　対人関係専門職が研究を進めるにあたり、質的研究を選び、そのなかで
GTA や M-GTA を研究方法として採用するという段階になっても、その採用
をめぐっては、何のためにこの方法を用いるのかという省察的な吟味が必要に
なるだろう。GTA や M-GTA を再吟味すること、あるいは検討の結果、それ
を採用しない選択をすることがありうるのである。
　以下、自然科学的方法から、一時期 GTA に向かい、さらにその方法から離
れて現象学的アプローチを採用するに至る、試行錯誤の事例を検討することに
したい。
　ここでは、西村ユミ『語りかける身体——看護ケアの現象学』[30]を取り上げ
る。西村の書物は、修士論文作成過程での研究方法・分析方法の選択をめぐ
る、研究者自身の試行錯誤の物語りとして読むことができる。

　　　　　　　　　　　　　　　　　　　　　 ▌事例▐

　西村は重度の意識障害をもつ患者に関心を向ける。こうした患者は、近代
医療では科学的診断により「植物状態」患者とみなされるが、病棟看護師は
言葉や身振りで表現できない訴えを聴き取り、受け止めている。植物状態患
者と看護師との間の関係を把握する研究方法の選択が課題になる。
　最初に「臨床生理学的方法」と「参加観察法」の選択を考えたが、これら
の自然科学的な客観的方法では、看護師が受け止める患者の「反応」の意味
づけは困難だと判断する。というのは、たとえば患者のまばたきを、患者から
の「返事」としてではなく、単なる「反射」としてしかとらえないからである。
　そこで次に、グラウンデッド・セオリー・アプローチ（GTA）の採用を考え
る。患者と看護師との目に見えない関係を把握できるのではという期待が

あったためである。しかし GTA は、質的研究であるとはいえ、実証主義的な研究方法論であり、やがてそこでの概念ラベルの使用は、「データが抽象化されればされるほど、なぜか具体的で生き生きとした現象が削ぎ落とされてしまう」ものであることに気づいていく。

　最後に、科学的な認識では把握が難しい「生きられた世界」に立ち帰ることが重要ではないかと考え、患者と看護師とのかかわりと看護師の語りを了解する研究方法として「現象学的記述」を採用することを決意する。

　その理由について、西村は次のように述べる。

自分の〈身体〉に立ち帰ることによって、私たちは主体と客体、自己と他者の区別が未分化な次元の存在に気づくことになる [30]。

·· 解説 ··

　対人関係専門職である看護師は、患者とのかかわり合いに関心があり、研究方法も、自分と患者との関係性を解明していきたいという強い思いがある。西村は、臨床生理学的方法や参加観察法では、かかわり合いを理解できないと考え、GTA に変更を試みる。しかし、GTA には、データの抽象性という特性があり、自分の研究目的をとらえる研究方法とは思えなくなる。こうして、かかわり合いや語りを「了解」する現象学的アプローチに移っていくようになったのである。

　このアプローチは、自分の「経験」を軸に、患者とのやりとりの「過程」とかかわり方の意味や「理念」を志向するもので、西村にとっては試行錯誤の後で手に入れた、納得のいく研究方法になったのである。

精神科医の研究方法の変更：
神谷美恵子

神谷美恵子『生きがいについて』[31] は、ハンセン病患者研究の古典的名著である。本書を、研究方法の吟味と再選択という観点で読み解くのも興味深いだろう。神谷は精神科医であり、自然科学的な精神医学を用いて患者に向かっていたが、途中でこの研究方法を断ち切っていく。

　神谷は愛生園のハンセン病患者が「生きがい」の喪失状態を乗り越えて、どのようにして「生きがい」を再創造するのか、その理由を明らかにする目的をもって研究を開始する。そして、患者が差別の苦しみとその克服という「使命感」にとどまるよりは、他者から「生かされる」自分に気づくことをとおして、生きがいへと昇華させている事実に気づいていく。

　精神科医である神谷ははじめのうちは、「統計やアンケートや心理テスト」という量的な研究方法を使用する立場であった。しかし、患者と対話を重ねていくうちに途中から、自然科学者としての立場を自ら、敢然と閉ざしていく。「機械的調査のあらい網の目からは洩れてしまうもの……こぼれ落ちたるもののなかから考える材料をひろいあげたい」[31] と考えたためである。神谷は、患者とのかかわり合いと語り合いのなかで、患者の心のありさまを、患者自身の言葉をつむぐことをとおして明らかにし、その意味を、自然科学的手法だけでなく、文学や哲学での議論をも媒介させながら解釈する。

　その研究姿勢はさらに、相手への理解から進んで、自然科学者・研究者である自分自身の立ち位置への真摯な省察と問い直しへとつながっていく。神谷にとって『生きがいについて』の執筆は、患者とのかかわり合いと交流のなかで次第に、研究者である自分自身も、患者である彼ら彼女から「生かされる」という逆説的ともいえる立場を記述するものになっている[32]。

　神谷は研究者としてよりは1人の人間として、人びととの実存的な心の交流の姿勢を持ち続け、それを記録し、省察し続けていた点では省察的実践者であり、アクションリサーチを行っていたと言ってよいだろう。

第3節 アクションリサーチ

　特に私たち対人関係専門職が研究方法として質的研究を選択する場合、おおよそ次の2タイプに分類できる。

- かかわり合う人びとを対象とする質的研究
- 自分自身と相手との人間関係のあり様を対象とする質的研究

　対人関係専門職が取り組む研究の多くは、当事者である自分自身の実践をめぐる研究である。対人関係専門職がまとめる経験省察型のレポート・論文には、かかわり合う人びとをめぐる研究に加えて、実践者自身が研究者となり、自分と相手とがかかわる実践を省察しつつまとめるアクションリサーチ（action research）が、一定の位置を占めている。

　ここでは、アクションリサーチとは何かについて検討を始めたい。

アクションリサーチにおけるさまざまな立場

　アクションリサーチについては、日本にも多くの先行研究が存在する。とはいえ、日本で行われているアクションリサーチの多くは、大学教員などの学術志向の研究者が、実践者と平等の立場で協働して行う研究であることが多い[33,34]。

　平等の立場とはいえ、研究者は実践者そのものではないことから、研究者の立ち位置は、実践に調査者として介入参画（intervention）していくことになる[35]。

　それに対してここでは、省察的実践者としての研究という立場に立ち、対人関係専門職が、相手とのかかわりのなかで行う自分の実践を研究するという意味のアクションリサーチに注目してみたい。この立場のアクションリサーチでは、次のような指摘がある。

　研究（リサーチ）ということばを聞くと、私たちは多くの時間、図書館で分厚いテキストを読むことやおびただしい分量の記録をとること、要約つきのレポートをまとめること、データ分析をおこなうことなどを思いつくだろう。……アクションリサーチを選択し、実施するのは、あなた自身だという点である。あなたは研究したいテーマをみずから選び、方法を選ぶことができる。次に、それは研

究を行為（action）へと移しかえるものである。読書によって得たことが背景に
あったとしても、焦点は行為に、おもにあなた自身の行為に向けられる。周囲の
人びとの行為に向けられることもある[36]。

　アクションリサーチは、文献研究や学術研究中心ではなく、自分の実践を研
究するものであること、したがって外部の研究者としての立場ではなく、自分
が実践者であると同時に研究者でもある立場から、テーマや研究方法を選びと
ることが示されている。

省察的実践としてのアクションリサーチ

　対人関係専門職が、実践者であると同時に、自らの実践を研究するという意
味で研究者である場合に、アクションリサーチには、次の2つのタイプがある。
　1つは、自らの実践を研究するという場合でも、自分もしくはかかわり合う
人びとを研究対象とし、アンケート調査やインタビュー調査で、効果を測定す
るアクションリサーチである。このタイプのアクションリサーチの場合には、
研究における客観的な厳密性が担保される必要があるという考えから、実践者
は研究者として、被験者に対して距離を置き、厳密な研究方法によって検証を
行うことが重視されている。
　以上の受け止め方は、アクションリサーチが本来、「研究対象者と客観的に
接することを旨とする実証主義とは一線を引き、主体的に関わりを持つ形の調
査」[37]であることから離れ、実証主義のほうに近づいてしまっているように思
われる。
　もう1つは、自らの実践を研究対象とし、実践の展開を省察し、改善し、改
善された実践を進め、省察を繰り返す研究である。このアクションリサーチ
は、当事者研究と呼ばれることもある。同じアクションリサーチでも、「わた
しはわたしの専門家」という出発点に立ち、実践者が自分の実践を対象にし、
学術的な成果よりは実践の改善を求めていることになる[38]。次のような指摘が
参考になるだろう。

　〔アクションリサーチのような実践研究目的の〕ひとつは、研究とは実践につ
いての省察プロセスを示すものであり、専門職という役割の中核に位置づく活動で

あるという答えである。もうひとつは、研究は教育活動や学習活動の質を高め、維持するための重要なツールであるという答えである。研究は、〔対人関係専門職である〕教師が授業で直面するさまざまな困難やジレンマに対して、その解決策をさぐるツールになる[39]。

　実践者が自分の直接関わっている実践的問題を改善することをめざして行う研究を一般にアクションリサーチと呼びます。社会におけるさまざまな問題に対してその問題の当事者たちが協力し合って行動を起こして問題を改善する営みとして、教育以外にも広く行われている研究方法です[40]。

〔省察的研究は〕自分のアドバイスが対象者に対して何を意味するかを明らかにすることであり……自身を発見することなのである。実践者がみずからの実践の研究者となるとき、彼は自己教育を継続的に進めていくことになる[41]。

　以上のように、対人関係専門職は、研究者であると同時に実践者（研究的実践者）として、かかわり合う人びととのやりとりのなかで、自己省察と自己発見の歩みを継続する省察的実践者としても歩むこととなっている。

　ここで自らの実践を省察するアクションリサーチについて、4つの要素をあげてみよう[42-44]。
- 自らの実践を観察し、省察する省察的実践である。
- 具体的な経験→省察的な観察→抽象的な概念化→実践的な試みの「サイクル」になる。
- アクションリサーチの省察的実践は、1回のサイクルで終わらず、サイクルを繰り返す「らせん」的な展開を含んでいる。
- アクションリサーチの目標は、自らの実践やかかわり合う人びとに影響を与える行為の質を「改善」することにある。

　アクションリサーチは、自分の実践を省察するという点では省察的実践であり、観察と省察、実践的な試みのサイクルをとおして、実践と臨床の質の改善が担保されるようになる。

アクションリサーチにおける厳密性と適切性

　アクションリサーチは、実践とのつながりが強い点では「適切性」は保たれている。それでは、研究における科学的な「厳密性」を保つにはどのようにしたらよいだろうか。

　問題は、アクションリサーチには学術的な研究としての厳密性はあるのか、さらにはどこまで厳密性を求めたらよいのかという疑問になる。これに対しては、以下の意見が参考になるだろう。

　〔対人関係専門職は〕自分自身のアクションリサーチを専門職生活の向上のためだけでなく、自分の個人生活を豊かにする手段として活用することができる[45]。

　アクションリサーチでは人びとはみずからをみつめること、自分の教授活動を研究プロジェクトそのものとして見ることが求められる。この営みはみずからを主観的な状況から分離し、客観的に見つめることに貢献する。(アップルヤードから三輪への私信)

　アクションリサーチでは、ていねいな省察をとおして、問題の設定、わざや経験の省察、そして根底にある信念の省察が行われ、また改善された実践の省察を進め、実践して省察を行うというサイクルができることから、一般化や客観性という意味での科学的な厳密性には不足するものの、多くの実践者が活用できるという点での、データの厳密性の基準は担保できるという考え方が示されている。データやエビデンスによる科学的な厳密性ではなく、省察的実践サイクルをらせん的に積み重ねて展開することにより、実践的な適切性に加えて、一般化できるという点での厳密性も保持されるという考え方である。

信奉理論と使用理論とのずれの観点

　アクションリサーチの目的が、自らの実践と臨床の質の向上と改善に求められるとするならば、暗黙のままになっている実践への信念や価値観を省察し改善することも必要になる。その際に参考になるのが信奉理論と使用理論の考え方である。信奉理論はタテマエの理論、使用理論は無意識のまま用いている理論であるが(第2部第3章)、この考え方をアクションリサーチにあてはめて

みるとどうなるだろうか。

アクションリサーチの目的は、実践の省察をとおして、暗黙の使用理論を明示化し、信奉理論との比較検討を行い、そのずれやギャップを確認したうえで、それらを修正していく営みに位置づけることができる。ここでの改善とは、2つの理論のずれやギャップをなくすことで、主に使用理論を信奉理論へと近づける努力と省察を意味することになる。

ある学校教師が、自分の授業では生徒たちの話し合い学習が活発でないと考えて、授業の改善を研究目的とするアクションリサーチを行おうとしていると考えてみよう。その教師はたとえば、「生徒たちに身近な話題の教材を用意すれば話し合いが活発になるという期待」をもって授業を開始するが、この期待は信奉理論にあてはまる。しかし、実際にはその教材を用いた教育は教師の発問、生徒の回答、教師の評価という枠組みという教師の「無意識の思い込み」で実施されており、それが使用理論になっている。この信奉理論と使用理論のずれを修正し、改善した実践をすることで、より「洗練された実践的理論が生み出されていく」[46]のである。アクションリサーチにはこのように、自分自身の実践を根底で支えている信念や価値観の省察があり、無意識の使用理論を表に出して吟味し、信奉理論へと近づけるという省察的実践が行われることがあるのである。

省察的実践者としての対人関係専門職がアクションリサーチをすることで、自分の実践の省察を繰り返し記述することにより、実践的な適切性が保たれることになる。複雑で多様な「沼地」の実践であるからこそ、また自らの実践を対象としているからこそ、複雑さや多様性をそのまますくい出し、省察を繰り返し、より改善された実践を展開し、その成果を「沼地」である実践の改善に生かすことができる。そうした研究こそ省察的実践者にふさわしいことになる。

ここでは、省察的実践サイクルと実践・臨床の質の改善についての、イギリスの学校教師のアクションリサーチの事例を取り上げたい。

事例

バジルはイギリスの専門学校で教師をしていると同時に、大学院で研究を続けている。バジルは、授業に積極的に参加しない生徒という問題を抱えており、生徒たちに居心地がよいと感じてもらえる授業法を実施し、改善しよう

と試みて、研究を進めている[47]。

　バジルは最初に、生徒たちを「観察」（自分の実践のモニタリング）し、気づいたことやそれをもとに何を変えたらよいのかを「省察」する。次に、実際に授業中に「ペア」で話し合うという「実践的な試み」をし、その実験がどれだけ問題解決に役立ったのかを「省察」する。沈黙している生徒でも「ペア」でやりとりできるようにし、積極的な生徒と同じグループ活動を用意している。ペアのやりとりという「実践的な試み」とその省察、さらに積極的な生徒と一緒のグループ活動という実験とその省察を経て、今度は、自分が一緒に座って、グループ活動にかかわるという新しい「実践的な試み」を行い、省察を重ねていく。その後、生徒が授業に前向きに参加するアクティビティを省察し、改善された授業を行い、授業の「質の改善」の取り組みにつなげていった。

────────────── ⟩ 解説 ⟨ ──────────────

　バジルの研究は、前述した4ポイントを押さえている点で、アクションリサーチになっている。

● 自分の実践を「観察」し「省察」する省察的実践である

● その探究は「実践的な試み」を行い、改善する取り組みになっている

● そのプロセスは観察、概念化、省察、実践的な試み、改善という「らせん」的な展開になっている

● その探究の目標は教師としての自分の教育実践を改善するものになる

　実践の改善という点では、信奉理論と使用理論との関係について、補足説明が必要だろう。バジルははじめのうち、「ペアでのやりとり」という教育方法を行えば、生徒は前向きに参加するという信奉理論をもって実践に取り組もうとしていた。しかし実際にはそうとは言い切れず、自分が教壇に立って教えるという使用理論をそのままにしながら、信奉理論を取り入れようとしていたことに気づいていく。そこで、生徒と一緒に座ってグループ活動に参加することにより、2つの理論のずれを改善しようとしたのである。

まとめ

データの省察的な収集・分析をめぐる問いかけ

❶ 対人関係専門職にとって、データの「厳密性」と合わせて実践的な「適切性」が大事であるという考え方をどう受け止めますか。

❷ 観察研究・言説研究およびグラウンデッド・セオリー・アプローチのそれぞれ性質を理解したうえで、研究方法や分析方法の厳密性と適切性を確認する作業を行っていますか。

❸ 自らの実践を省察してレポートや論文にまとめるアクションリサーチは、対人関係専門職の実践の改善につながるという考え方をどう受け止めますか。

文献

1) 近藤克則：研究の育て方——ゴールとプロセスの「見える化」. p.131, 医学書院, 2018.
2) スーザン・ウォレス著, 三輪建二訳：教師がまとめる研究論文——質的研究・量的研究・アクションリサーチ. p.9, 鳳書房, 2020.
3) 前掲1), p.21.
4) 前掲2), p.10.
5) 前掲2), p.9.
6) 前掲2), p.7.
7) ドナルド・A・ショーン著, 柳沢昌一, 三輪建二監訳：省察的実践とは何か——プロフェッショナルの行為と思考. pp.42-43, 鳳書房, 2007.
8) 松崎登, 飯田宏道, 吉田美穂, 莇恵介, 貴島耕平：経営学の科学的有用性——RR問題の超克に向けた実践的取り組み. 経営情報学会 2015 年秋季全国研究発表大会要旨集, p.44, 2015.
9) 吉浜文洋：看護的思考の探究——「医療の不確実性」とプラグマティズム. p.315, ゆみる出版, 2018.
10) 前掲1), p.131.
11) ジャック・メジロー著, 金澤睦, 三輪建二監訳：おとなの学びと変容——変容的学習とは何か. p.303, 鳳書房, 2012.
12) パトリシア・A・クラントン著, 入江直子, 三輪建二監訳：おとなの学びを創る——専門職の省察的実践をめざして. pp.62-62, 鳳書房, 2008.
13) 前掲2), p.92.
14) 前掲2), p.93.
15) 前掲2), pp.88-91.
16) 太田裕子：はじめて「質的研究」を「書く」あなたへ——研究計画から論文作成まで. p.87, 東京図書, 2019.
17) 前掲2), p.98.
18) 前掲2), p.106.
19) 中嶌洋：初学者のための質的研究 26 の教え. pp.50-51, 医学書院, 2015.
20) N・アップルヤード, K・アップルヤード他著, 三輪建二訳：教師の能力開発——省察とアクションリサーチ. p.106, 鳳書房, 2018.
21) 今津孝次郎：いじめ・虐待・体罰をその一言で語らない——教育のことばを問い直す. p.35, 新曜社, 2019.
22) 今津孝次郎, 樋田大二郎編：続・教育言説をどう読むか——教育を語ることばから教育を問い直す. p.9, 新曜社, 2010.
23) 前掲2), p.130.
24) 村上靖彦：ケアとは何か——看護・福祉で大事なこと. p.42, 中央公論社, 2021.

25）小針誠：アクティブラーニング──学校教育の理想と現実．講談社，2018．

26）前掲2），p.83．

27）野村康：社会科学の考え方──認識論，リサーチ・デザイン，手法．p.201，名古屋大学出版会，2017．

28）木下康仁：分野別実践編 グラウンデッド・セオリー・アプローチ．弘文堂，2005．

29）前掲27），pp.202‐203．

30）西村ユミ：語りかける身体──看護ケアの現象学．p.47，講談社．2018．

31）神谷美恵子：生きがいについて──神谷美恵子コレクション．p.6，みすず書房，2004．

32）若松英輔：神谷美恵子 生きがいについて：100分de名著．NHK出版，2018．

33）矢守克也：アクションリサーチ──実践する人間科学．新曜社，2010．

34）E・T・ストリンガー著，目黒輝美，磯辺卓三訳：アクション・リサーチ．フィリア，2012．

35）今津孝次郎：学校臨床社会学──教育問題の解明と解決のために．p.68，新曜社，2012．

36）前掲20），pp.157‐158．

37）前掲27），p.98．

38）上野千鶴子：情報生産者になる．ちくま書房，2018．

39）前掲2），p.1．

40）関口靖広：教育研究のための質的研究法講座．p.141，北大路書房，2013．

41）前掲7），pp.316‐317．

42）イアン・ラシュトン，マーティン・スーター著，三輪建二訳：教師の省察的実践──学校教育と生涯学習．p.10，鳳書房，2018．

43）前掲20），p.160．

44）前掲2），p.55．

45）前掲20），p.175．

46）前掲40），p.142．

47）前掲2），pp.60‐66．

第5章

データを省察的に考察し
結論をまとめる

　省察的実践者である対人関係専門職がまとめる経験省察型のレポート・論文では、研究の実施段階だけでなく、集められたデータを「分析」し、分析結果をめぐる「考察」を進め、「結論」をまとめる段階においても、実践的な適切性を守ることが大事になる。

　ここでは、データの分析段階でよく言われている「エビデンス・ベースド」という考え方をめぐる議論や、データの分析方法をふまえた複眼的な考察のあり方について検討する。

　最後に、レポート・論文の結論やまとめ方について説明する（図2-7）。

第1節 エビデンスに基づく実践という要請

　現在、レポートや論文の執筆などの研究、また研究を社会に還元していく際に、エビデンス（evidence）、エビデンスに基づく医療（EBM：Evidence Based Medicine）、あるいはエビデンスに基づく政策立案（EBPM：Evidence Based Policy Making）という考え方が幅広く用いられている。特にこの考え方は、データの厳密性との関連で、研究方法や分析方法を採用する段階、また調査結果の分析と考察の段階で多用されている。

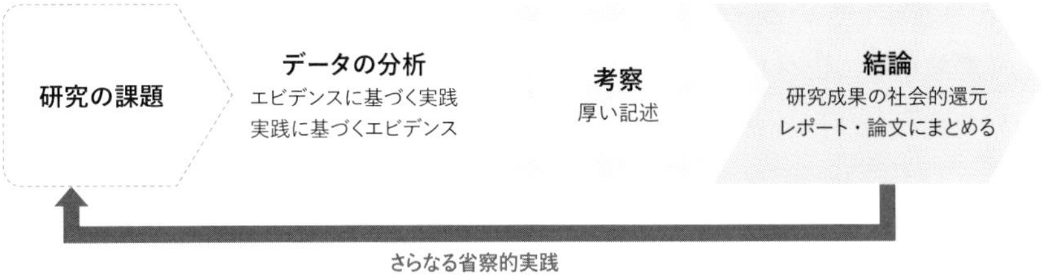

研究の課題 ▷ **データの分析** エビデンスに基づく実践 実践に基づくエビデンス ▷ **考察** 厚い記述 ▷ **結論** 研究成果の社会的還元 レポート・論文にまとめる

さらなる省察的実践

図 2-7　分析・考察・結論・まとめ

　エビデンス・ベースドとは、「エビデンスに基づく」という意味であり、データは、エビデンスに基づいて分析すべきであるという前提があることになる。これは、データの厳密性という観点での主張であるが、過度になる場合には、実践に即した適切性からの修正が必要になるだろう。

エビデンスに基づく実践とは

　データの分析を論じる前提として、エビデンス・ベースドの意味するものについて、またエビデンス・ベースドが要請される背景や理由、問題点について整理しておきたい。そのうえで、エビデンス・ベースドの枠組みから来る制約を乗り越える、調査結果やデータの分析のあり方を検討してみたい。

　「エビデンス」とは、証拠・根拠、証言などを意味する概念で、現在ではエビデンスのまま用いるか、「科学的根拠」と訳されることもある。調査研究の文脈では、ある研究テーマにかかわる調査から抽出されるデータの「科学的根拠」のことを意味している。

　科学的根拠としてのエビデンスが、対人関係専門職のそれぞれの分野で重視されるようになった背景には、対人関係専門職の職場や臨床現場の抱える実践上の課題が複雑で多様化しており、そのままでは、調査研究の成果も、専門職の経験や勘に頼ってしまうことへの危機感がある。また、医療過誤などの問題が生じている現実をふまえると、根拠の提示による提案をとおして、事件や事故の再発防止を行おうとする意図があることも考えられる。

　医療の分野ではエビデンスを重視した「エビデンスに基づく医療」が主張されている[1]。これは、「入手可能な最良の研究・調査結果（エビデンス）を基にして、医師や実践者の専門性と向き合う対象者の価値観を統合させることによって、臨床現場における実践方法に関する意思決定の最善化を図るための活動」[2]を意味している。対人関係専門職の実践は、対人関係をめぐる慣習的対応や経験や勘に依存しがちであることから、科学的根拠に基づく研究成果に基づいて実践（教育・治療・介護など）しようという考え方になる。

　こうして、エビデンスに基づく教育[3]、エビデンスに基づく看護[4,5]、エビデンスに基づく感染症予防[6]、エビデンスに基づくソーシャルワーク[7]など、対人関係専門職のほぼすべての分野で、エビデンスに基づくことが主張されつつある。エビデンスに基づかない調査結果やデータを認定しない傾向も生まれ

ている。これは、対人関係専門職が実践を進めるうえでも、レポート・論文をまとめる際にも、強い要請あるいは同調圧力として作用する可能性が考えられる。

「エビデンスに基づく」を問い直す

エビデンスに基づく実践は、研究の分析においても、大前提になっている感がある。とはいえ、このことばが1つの言説・イデオロギーになりかねないという課題にも注目したい。というのはこのことばにより、対人関係専門職であってもエビデンスに基づく実践のみに関心が集約し、第2部第2章で論じてきた、「技術的熟達者としての学修と研究」を再生産することになりかねないからである。その結果、エビデンスとは何か、なぜエビデンスに基づかなければならないのかをめぐる「言説」や「イデオロギー」についての省察と検討を素通りしてしまうことが起こることになる。

もう1つは、対人関係をめぐる研究テーマは個別・具体的であり、また小規模な研究が主流になるとすると、データやエビデンスなどが活用されやすい大規模調査とは質が異なるのではないかという指摘もある。たとえば、学校教育分野での以下のような指摘が参考になる。

教育とは生きた経験であり、複雑でニュアンスに富んだ実践であり、政治家ではない教師にとっては、数値に置き換えられないものである。次に、数値によるデータが意味を持つのは……大人数の人びとが、教師である研究者が把握できないような時間や情報源を求めている場合に限られる[8]。

人間関係を扱う研究は、質的研究方法を採用したとしても、数値では測定しきれない内容を含むこと、少人数の相手とのやりとりを数値だけで代表することが難しいこと、実践者の役割が見えなくなることを指摘している。

「エビデンスに基づく○○」は一種の言説ではあるものの、それぞれの実践に加えて、各専門職分野での政策立案におけるスローガンにもなりつつある。NPO法人でも、助成金や奨励金を獲得する際に、エビデンスに基づく活動や政策になり得ているかどうかが審査基準になることが多いなど、「エビデンスに基づく政策立案」が、教育・福祉・医療・看護・保健・ソーシャルサービス

分野の政策領域において浸透しつつあるのが現状である。これも教育分野を中心とする主張だが、教育政策で浸透しつつある「エビデンスに基づく政策立案」には、以下のような指摘があるのは参考になる。

　　科学〔に基づくエビデンス〕は、政策立案におけるあくまでも一つの判断材料を与えるものであって、何をすべきかを直接教えるものではない。……それは、現代の社会科学者たちにとっては、本来「常識」であるべき考え方です [9]。

　同じような考え方は、エビデンスに基づくマネジメント、実証主義的なマネジメント論が主流の経営学からも提起されている。

　　〔マネジメントをめぐる〕客観的データの分析を通じて検証された命題であっても、それがすなわち絶対の真理ではない。それを取り巻く状況の複雑な前提の下で成立するにすぎない。社会法則の状況依存性、そのことに十分に留意する必要がある [10]。

　つまり、客観的データをいくら分析しても、複雑な状況を把握した分析にはならないという厳しい意見と言える。このような指摘からはあらためて第2部第2章第2節での、根底にある信念や価値観の省察の論点が思い起こされる。技術的熟達者が陥りがちなエビデンスへの過度な信頼は、実践における適切性を失わせることになるという指摘である。

省察的実践者は「実践に基づくエビデンス」をめざす

　科学的根拠や客観的データに対置するものに、「実践に基づくエビデンス」の考え方がある。実践に基づくエビデンスとは、「複雑な実践の現実世界をまるごととらえ、日々の臨床実践からエビデンスを生み出そう」 [11] という考え方である。この考え方を取り入れることで、「実践とそのアウトカムから新たなエビデンスを生み出すことにより、ケアモデルを創造する可能性」 [12] が生み出されるとされている。実践に基づくエビデンスにおいて、中核となるキーワードは、やはり実践の「省察（リフレクション）」であろう。

　「沼地」である実践・臨床の場で起こる複雑で多様な出来事を受け入れて省

察し、その省察的実践サイクルをらせん的な展開として積み重ねていくことで、その成果が実践や臨床にとってもつ意味が向上し、実践の質が改善されるようになる。実践に対する信用性・適切性を高めることもできることから、こうした省察の成果をエビデンスとして採用することは可能という考え方が生まれるのである。

この点については、【コラム「実践に基づくエビデンス」は可能だろうか？】(p.190) を参照してほしいが、「エビデンスに基づく政策立案」に代わる「実践に基づくエビデンスによる政策立案」論はまだまだ少数意見かもしれない。

適切性を重視するデータの省察的な分析

しかし、科学的根拠の枠組みを相対化し、「実践に基づくエビデンス」の提唱を参考にすることで、データの分析段階の方向性とポイントが見えてくる。特に対人関係専門職にとっての経験省察型のレポート・論文では、実践的な適切性を軸にしつつ、厳密性も保つデータ分析の作業になっていく。データの分析において注意すべきポイントを検討してみよう。

データの分析は、量的研究方法や質的研究方法のいずれであっても、また観察研究、言説研究・イデオロギー分析を行う場合でも、さらにはアクションリサーチの方法を用いる場合であっても、基本的には、出てきたデータを根拠に基づいて分析することになる。ただし、先述したように、客観的なデータを根拠にする場合もあれば、省察を積み重ねた実践を根拠にする場合も考えられる。前者の「エビデンスに基づく実践」が、データのもつ科学的な厳密性に対応し、後者の「実践に基づくエビデンス」の考え方は、データにおける実践的な適切性に対応している。

データの分析方法には以下のものがある[13]。研究方法と分析方法が重なっているものがあるが、それは、研究方法と分析方法とを合わせた方法の名称だからである。

- グラウンデッド・セオリー・アプローチ（GTA）
- エスノグラフィー
- KJ 法
- 絶えざる比較法
- KHCoder による分析

5

データを省察的に考察し結論をまとめる

　GTA については、第2部第4章第2節で取り上げている。エスノグラフィーは、「人間・精神・社会などの数値化しにくい事象を研究する方法」であり、「情報・監察結果の概念的・理論的な意味についてはとらわれずに、それらを整理し、意味を見出す」分析法である。

　KJ 法は、データを整理する方法の一種で、「カード一枚につきデータを一つ記入し、分類・整理して解析する方法」である。絶えざる比較法は、「類似点と相違点とを峻別するために、データの一部を他のものと比較することであり、よく似たデータを、同じ観点でグループ化する」分析方法である。

　KHCorder による分析は、「回答者の言葉（テキスト）に含まれる本質・特徴をとらえる」ことをめざしており、抽出語リスト、階層的クラスター分析、共起ネットワーク、対応分析の4つの分析結果を手に入れる分析方法とされている。

　それぞれに力点の置きどころは異なるが、得られたデータをコードやカテゴリーごとに分類する点では共通している。たとえば、GTA ではコード化とカテゴリー化による分類、エスノグラフィーではフィールドノートに基づくカテゴリー化、KJ 法ではカード化とグループ編成、絶えざる比較法では、似たデータのグループ化とグループ間での比較・適合、KHCoder による分析では、計量テキストによる分析を用いている。

質的研究での分析上の課題

　対人関係専門職がデータを分析する際に陥りやすい課題について、ポイントと対処法を整理しておきたい。

　表2-14 に、分析や考察でのポイントが指摘されている。いずれも、厳密性を意識しながらも、実践的な適切性への関心を確認するものになっている。これは、省察的実践者としての対人関係専門職は、データ分析における厳密性に理解を示しつつも、実践的な適切性に対する関心があるということとかかわっている[14]。対人関係専門職として意味ある分析とは何か、チェック項目について各自で確認してみよう。

表2-14　対人関係専門職にとって分析・考察で確認したいこと

データのもととなるテープ起こしの意味を考える
- かかわり合う人びとが語ったことや語らなかったことに注目する
- 研究テーマに近づけるかどうかを考えながらテープ起こしをまとめる

かかわり合う人びとのことばを安易に研究者のことばに置き換えない
- 相手のオリジナルなことばは、大切に扱う
- 相手のことばを、自分の知っていることばに翻訳しない
- 見えてきた世界とそれをつなぐリアルなことばを伝える努力をする
- リアルなことばを自分のことばにすぐに置き換えない

研究テーマとのつながりを意識する
- 分析の方向性を見失わないよう、研究テーマとの往復を行う
- 「このデータで語られていることはここまで」という線引きも意識する
- 線引きで分析の輪郭がはっきりし、データが語り始めるようになる

大切なことばや表現を見逃さない
- なじみのあることばを探すのをやめる
- かかわり合う人びとが自分の体験をどのように語っているかに注目する
- 一見テーマに無関係に見えても、気になる単語は残し、あとで検討する

どこかで聞いたことのあることばにも慎重に対応する
- どこがわからないかを立ち止まって考え、わからないことも楽しむ
- 自分が理解したプロセスをたどって説明してみる

研究者の伝える姿勢を大事にする
- 相手に伝え、語るように書いてみる
- 物語は話す人と聞く人（読む人）との共同作業である点を理解する
- 少しずつ物語を進め、広げていく

概念がばらばらな方向へ向かないようにする
- 研究テーマとの関係に注目してデータを読み取る
- ベクトルの起点となるものを確認し、立ち戻る

概念図を書いておく
- 頭のなかを表現するものとして概念図は架け橋になることを意識する
- 概念図がまとまらない場合、それぞれの概念の定義を書いておく

萱間真美：質的研究のピットフォール, pp.69-87, 2013, 医学書院, をもとに、筆者の考えを加味して作成

column

「実践に基づくエビデンス」は可能だろうか?

「エビデンスに基づく実践」「エビデンスに基づく政策立案」が、あらゆる対人関係専門職の分野で叫ばれるなか、あえて、「実践に基づくエビデンス」を主張することは、現在の風潮に強くモノを申す姿勢に映るだろう。この考え方は実際には、インターネットで検索してもなかなか出てこないもので、今なお少数意見、異端の意見にとどまっている。

発端はアメリカでの看護研究とのことである。日本でも同じであるが、看護学は隣接の実証的な医学の強い影響の下に発展しており、「エビデンスに基づく医療(evidence-based medicine)」の影響を受け、「エビデンスに基づく看護(evidence-based nursing)」に傾斜している。これに対して、たとえば英国の看護教育者であるロルフは、「私はこれが間違っているだけでなく、危険なことだと主張したいのです。なぜなら、実践家だけが個々の臨床での出会いのなかで、当の患者個人のニーズを十全に知り、理解しているからにほかなりません」[15]と反論を試みている。

ロルフのように、あえて医学の価値観から離れ、看護独自の価値観を土台に、看護学を再構築しようとする動きが生まれ、「実践に基づくエビデンス」が主張されつつある。実証研究で効能が認められた治療法でも、日々の看護実践では有効であるとは限らないという事実があることから、westfallらは「実践に基づく研究が、研究者らが新しい知識を生むことを助け、研究から推奨されるケアと実践の改善との gap を埋める」という期待が生まれたと言う[16,17]。

新しいパラダイムの潮流は、対人関係専門職である看護師の「臨床」研究の推進にとっては歓迎できるものである。一方で、それはまったく新しい考え方とは言えず、理論重視か実践重視かをめぐる論争は、以前から繰り返されてきているように見える。新しい理論を導入し、啓発することも大事だが、目の前の看護実践や臨床に向き合い、そこから実践の科学としての看護学を構築する作業は、海外理論の輸入や導入以上に本来あるべき研究姿勢になるのではないだろうか。その姿勢は看護学だけでなく、対人関係専門職のすべての学問にもあてはまりそうである。

第2節 省察的な考察と結論：厚い記述

データを「考察」する段階でも、データの厳密性に加えてデータの適切性を念頭においた作業が必要になる。

特に、対人関係専門職がまとめる経験省察型のレポート・論文においては、考察と次の結論は、臨床現場に還元できるものという要素が強くなることから、実践的な適切性をあくまでも大事にすることになる。同時に、主観的なまとめにならないためにも、科学的な厳密性をも担保していくという作業になっていく。

考察の段階で注意しなければならないのは、データ分析の解釈を箇条書きにして終わるのではなく、さまざまな角度から、重層的に考察する作業を行うことである。それは一般に「厚い記述（分厚い記述）：thick description」と言われている。

考察の作業を終えてからは、研究の結論をまとめ、研究成果を発表する段階に入っていく。それぞれについて検討してみたい。

かかわり合う人びとの意味世界へとつなげること

「厚い記述」については、調査結果として出されたデータの、幾重にもわたる吟味という説明がなされている。

「厚い記述」とは、初学者や専門分野が異なる人がその論文を読んでも、内容がよく理解できるような記述のことである。さらに「薄い記述（thin description）」とは異なり、調査者は研究対象を記録するだけではなく、幾重にも折り重なった生活と行為のもつ意味をときほぐしていき、その作業をとおして初めて明らかになる行為の意味を解釈し、その解釈をまとめる作業が厚い記述といえる[18]。

厚い記述とは、単純に見聞きしたことを詳細に記述することではない。綿密な調査を通じて複雑な特殊性・脈絡性を書き留め、人々の行為に含まれる意味を解釈して記録することである[19]。

つまり、「厚い記述」では、調査結果の内容を吟味し再検討し、裏づけとな

るデータや資料をさらに補足し、ときには調査対象者（や自分自身）の生活史や文化的背景をもつけ加えながら複合的、複眼的に考察していく作業を行うことになる。

　こうした作業は、実践や現場から課題と研究テーマを設定した対人関係専門職にとっては、大事な研究プロセスとなる。

実践のことばと学術のことばとの往還作業を行うこと

　かかわり合う人びとの意味世界の理解を徹底していくとなると、今度は相手の意味世界に偏る解釈を行うことにもなりかねない。厚い記述のもう１つのポイントとして、偏りを回避するための臨床現場と学術的な理論との往還作業がある。

　この往還作業をていねいに行うことについての指摘を確認しよう。

　研究対象となる人びとにとっての個別具体的な意味の世界と、学問の世界を形成する研究者コミュニティのメンバーに共有されている、より一般的で抽象的な意味世界とのあいだに何度となく往復運動が繰り返された時にこそ、はじめて「分厚い記述」を提供できるのだと言える。その往復運動を通して、「現場の言葉」を「理論の言葉（ないし「学問の言葉」）へと移し替えていくことになるのである[20]。

　第２部第２章第３節では、研究の出発段階において、臨床や現場から課題を導き出し、研究テーマに据える際にも、実践のことばと学術のことばに置き換える作業があることを指摘した。そのような出発段階だけでなく、調査結果のデータの吟味の段階においても、実践のことばと学術のことばとを相互に往還させ、２つの意味世界をつなぐ架け橋をつくりだしていくことが必要になると指摘している。

　実践のことばと学術のことばの往還は、先に指摘したように、①かかわり合う人びとの意味世界に偏ってしまう解釈を避ける意味合いをもっている。同時に往還とあるように、②実践者でもある研究者が、研究者が所属する学術のことばのコミュニティ（学術共同体）の意味世界、あるいは研究者個人の意味世界や自己主張に偏って、抽象的・理論的に解釈してしまうことを避ける意

味合いももっている[21]。

資料・先行研究やリサーチクエスチョンとつなげる

　学術のことばにつなげることには、調査結果を、最初に設定した資料・先行研究やリサーチクエスチョンと関連づけながら考察することも含まれる。次のような説明が参考になるだろう。

　〔考察〕部分を、それより前の部分と結びつけるためには、調査結果を、a）リサーチクエスチョン、およびb）レビューした先行研究と関連づける必要がある。あなたの調査結果を確実なものにするのは、だれの先行研究になるだろうか。あなたの調査結果が、これまでの先行研究と矛盾することはないだろうか[22]。

　リサーチクエスチョンや先行研究と関連づけてデータを考察することにより、レポート・論文の結論が、リサーチクエスチョンに対応する成果になっているかどうかを明らかにする作業につながっていく。他方で、対人関係専門職がまとめるものである以上、先行研究との関連のみを重視するよりも、研究成果が実践や臨床の現場にとって有用で適切性があるかという観点での考察も大事になる。

実践とのつながりと適切性

　学術のことばにつなげること、資料・先行研究に戻るという視点は、科学的な厳密性という観点での考察を念頭に置いている。これに対して、かかわり合う人びとの日常生活とのつながりを考える視点は、実践とのつながりという点では、データの適切性の観点での検討になる。この後者の視点をもっと徹底して、考察の段階においては、もう一度実践や臨床の現場に即して検討してみてもよいだろう。

　実践に即してという場合には、1つは、ここでまとめたように、かかわり合う人びとの日常生活や関心に立ち戻っての考察が考えられる。

　もう1つは、対人関係専門職自身の問題関心や、根底にある信念と結びつけて考察することである。出てきたデータの分析、考察において、もう一度自己の経験、あるいはライフヒストリーに立ち戻って、吟味することがあってもよ

いだろう。また考察段階で、自己の経験とのつながりという「節」「小見出し」を設けることも可能である。

リサーチクエスチョンに対応してまとめる

　レポート・論文の「結論」部分は、最初の研究目的やリサーチクエスチョンに戻り、調査とその分析、考察によって目的が達成できたかできなかったかをまとめる作業になる。

　レポート・論文としての統一性をふまえると、結論の冒頭には、研究目的とそれに対応したリサーチクエスチョンを再掲するとよいだろう。そのうえで、それぞれのリサーチクエスチョンに対応する形で調査結果の分析・考察から得られた成果をまとめることになる。

　仮説検証型のリサーチクエスチョンの場合には、仮説が立証できたかできなかったかをまとめるが、経験省察型の場合には、自身の省察の結果をまとめることになる。

研究の意義をまとめる

　あらためて、レポート・論文の「結果」がもつ研究の意義を整理しておこう。

　その際には、学術的な研究という視点では、先行研究に対する新たな提示と学術界への貢献という視点をまとめることになる。他方で、対人関係専門職が省察的実践者としてまとめるレポート・論文という視点を重視するならば、学術的な成果以上に、専門職の分野に対する実践的な汎用性、あるいは「適切性」をまとめることに意味がある。

研究上の課題をまとめる

　研究上の課題には、いくつかの側面（表2-15）がある。これは、レポート・論文の限界を示しているが、課題としては、研究を終えた段階で将来は何を行うのかの展望をまとめることも必要になるだろう。投稿論文にまとめ、専門分野の学会で発表するといった学術界への貢献を記載するのもよいが、対人関係専門職がまとめるレポート・論文であるならば、以下の作業点を加えるのもよいだろう。

表2-15 研究上の課題の例

• **研究の時間・規模・実行可能性をめぐる課題**

調査研究が時間的・空間的制約のなかで実施したという観点（第2部第2章第1節の「時間的観点」「規模と実行可能性」の観点）を明らかにし、調査研究の枠組みでは言及しきれなかったことがらをまとめることが必要になる。

• **調査研究の厳密性をめぐる課題**

調査研究の実施と分析段階での制約についてふれておくのも意味がある。また、科学的な厳密性という観点での課題の指摘が考えられる。

たとえば、調査時のかかわり合う人びとの人数が当初の予定ほど集まらなかった、「回答を誘導する問い」が入っていた、質問項目の策定段階でトライアンギュレーションの準備が不足していた、言説研究を徹底しないまま問いを設定してしまった、などがある。

• **調査研究の実践的な適切性をめぐる課題**

科学的な厳密性をめぐる課題以上に、対人関係専門職にとって大事な視点は、実践に即しての適切性をめぐる課題である。たとえば、研究方法や分析方法でのコード化で用いられたキーワードが、専門職の日常の用語にはなっていないことが多い。レポート・論文の考察段階で、日常の用語に「翻訳」し直す必要があるという指摘をするのもよいだろう。

• 自分自身の実践と臨床の質の向上と改善を進める

• 自分の職場だけではなく、専門職分野の実践と臨床の質の向上もかかわる

まとめ

データの分析と考察、結論をめぐる問いかけ

❶ 科学的根拠と「実践に基づくエビデンス」の考え方を、どう受け止めますか。

❷ レポートや論文の「考察」「結論」では、科学的な厳密性に加えて実践的な適切性を念頭に置いてまとめるという考え方をどう受け止めますか。

❸ レポートや論文の成果は、自らの実践、かかわり合う相手、そして専門職の人びとへ還元していくという考え方をどう受け止めますか。

文献

1) 日本医療機能評価機構：Minds ガイドラインライブラリ．jcqhc.or.jp　accessed 2022/8/12
2) 浅井 篤：EBM を倫理の視点から検討する．EBM ジャーナル, 7(1), 11, 2005.
3) 熊谷晋一郎：当事者研究──等身大の〈わたし〉の発見と回復, 岩波書店, 2020.
4) キャスリーン・スティーブンス, バージニア・キャシディ著, 杉森みど里訳：エビデンスに基づく看護学教育. 医学書院, 2003.
5) 坂下玲子, 宮芝智子, 小野博史：系統看護学講座 別巻　看護研究. 医学書院, 2016.
6) 左門新：元 WHO 専門委員の感染症予防 BOOK：公衆衛生のプロがしているエビデンスに基づく正しい行動常識. 三笠書房, 2021.
7) 山岸孝輝：エビデンス・ベースド・ソーシャルワークに対する提言──質的研究の位置づけについて. 道北福祉, (2), 14-23, 2011.
8) スーザン・ウォレス著, 三輪建二訳：教師がまとめる研究論文──質的研究・量的研究・アクションリサーチ. pp.140-141, 鳳書房, 2020.
9) 苫野一徳：「学校」をつくり直す. pp.71-72, 河出書房, 2019.
10) 石井淳蔵：ビジネス・インサイト──創造の知とは何か. p.39, 岩波書店. 2009.
11) 坂下玲子：看護の質向上に寄与する EBP が根づくために──実践と研究の循環. 看護研究, 43(4), 305-312, 2010.
12) 小巻京子, 小野博史：看護理論構築の歴史から考える. 看護研究, 50(2), 180, 2017.
13) 中嶋洋：初学者のための質的研究 26 の教え. pp.75-95, 医学書院, 2015.
14) 萱間真美：質的研究のピットフォール. pp.69-87, 医学書院, 2013.
15) ゲーリー・ロルフ著, 塚本明子訳, ゆみる出版編集部編：看護実践のアポリア──D・ショーン《省察的実践論》の挑戦. p.19, ゆみる出版, 2017.
16) 坂下玲子：看護の質向上に寄与する EBP が根づくために──実践と研究の循環. 看護研究. 43(4), 308, 2010.
17) Westfall, JM., Mold, J., & Faqnan, L：Practicebased research──"Blue Highways" on the NIH roadmap. Journal of the American Medical Association, 297(4), 403-406, 2007.
18) 前掲 13), p.102.
19) 野村康：社会科学の考え方──認識論, リサーチ・デザイン、手法. p.206, 名古屋大学出版会, 2017.
20) 佐藤郁哉：質的データ分析法──原理・方法・実践. p.27, 新曜社, 2008.
21) 前掲 20), pp.28-31.
22) 前掲 8), p.162.

第6章

経験省察型のレポート・論文をまとめ、活用する

　対人関係専門職がレポートや論文をまとめる際には、実践や臨床現場での生々しい課題から出発することとなるが、途中で、研究テーマの設定、研究方法の選択、データの収集と分析、考察、結論といった手続きを踏むことで、厳密性を意識した作業を続けることになる。同時に、レポートや論文の分析や考察では実践的な適切性をふまえた作業を行い、その結果は、あらためて実践や臨床現場に還元していくことが求められている。

第1節 レポート・論文の活用

実践・臨床現場への還元

　レポートや論文の成果を実践や臨床現場へと還元することは、何よりも、自分自身の実践・臨床への還元であり、自らの実践の改善と質の向上に向けられる。しかしそれだけでなく、同じ対人関係専門職の実践・臨床への還元もめざすことができるだろう。

　また、対人関係専門職が取り組むレポート・論文作成の作業は、大きく言えば、このように実践から理論へ、理論から実践へという順番での、実践と理論の往還の作業になると言えるだろう。

　ここでも、対人関係専門職にとって大事であるのは、理論から出発する形での「理論と実践の往還」ではなく、むしろ、実践から出発する形での「実践と理論の往還」であることを留意しておきたい。

プレゼンテーション・発表

　レポートや論文をまとめて成果を示すという出口段階において、ただ実践・臨床に還元するといっても、さまざまな方法を考えることになる。たとえば、所属団体や学会でプレゼンテーションや発表を行うことがある。

　プレゼンテーションや発表の場では、科学的であることや、一般化できることといった厳密性ということは意識しなければならない。しかし同時に、聴き手や読み手がわかる、実践的な適切性を大事にして、専門用語や専門的な研究方法・分析方法を多用しないようにし、わかりやすいことばで語ることが大事になる。投稿などに関しての執筆も同様である。それは、レポート・論文の質を貶めるということにはならないのである。

　筆者の個人的な感想になるが、対人関係専門職分野のある学会で、対人関係専門職の社会人大学院生の学会発表に対し、学会の重鎮が、「エビデンスがしっかりしていない発表をすべきではない」と叱責したシーンが今でも目に焼きついている。このような学会風土のなかでは、実践的な適切性をふまえたプレゼンテーションや発表は難しいかもしれない。そのなかにあってあえて、対人関係専門職の実践と臨床の質の改善に貢献するはずの適切性を大事にする調査研究を発表するのは労力を伴うものと言える。それでも、対人関係専門職が実践的な研究を進めるためには避けて通れないものであり、私たちは分厚い厳密性の「壁」を乗り越えていく必要があるだろう。壁については、**表2-17**（p.203）にまとめられている。

省察的実践サイクルのらせん的な展開

　実践と理論の往還は、実践から理論へ、理論から実践への1度の往還で終わるわけではない。省察的実践はサイクルになっており、そのサイクルがらせん的に展開するものであることは、第1部第6章で明らかにしたとおりである。

　対人関係専門職がまとめるレポートや論文でも同じである。それは、実践・臨床現場に還元した結果として、あらたな課題を発見し、そこから新しい研究テーマやリサーチクエスチョンを定めて調査を進めるという作業が開始されることになる。

　対人関係専門職にとっての経験省察的なレポートや論文でも、省察的実践サイクルのらせん的な展開があることを意識し続けることが大事になる。

　それは、**図2-8**のような流れになる。

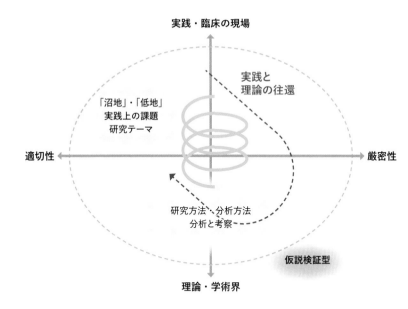

図2-8　経験省察的なレポート・論文

赤ペン先生ではない論文指導と対話

多くの対人関係専門職にとって、学問的な厳密性をもった論文を仕上げる作業は大変であり、指導教員による指導をとおして少しずつ進めていくことになる。とはいえ、過度に論文指導者に依存すると、自分で考え、まとめる力がつかないままになる。指導教員も実際には権力関係のなかで論文指導を行っており、一歩間違えると、論文指導の名において対人関係専門職を不要に傷つける行為をしかねないことに注意する必要がある。さらには、添削の基本姿勢に、エビデンスのみを基準にすることがあると、実践に即した適切性がおろそかになっていく。これらはいずれも、対人関係専門職にとって、論文をまとめる際の「壁」になることだろう。

そこで、論文の草稿段階で、論文の構成や内容に十分とは言えない箇所があっても、赤で訂正しない指導法、原稿を添削で真っ赤に染めない指導法が参考になる。社会人院生に対しても、いわゆる「赤ペン先生」の指導が行われることが多い。しかし、真っ赤になって返された原稿を見ることで、時間的に多忙な対人関係専門職のなかには、自己肯定感が維持できずに、研究へのモチベーションを下げる人が生まれてしまう可能性がある。

英国のスーザン・ウォレス氏は実務家教員として大学で教えており、対人関係専門職には自身の指導上の経験を生かした論文指導を行っている。

それは、Word のコメント機能を用いることで、原稿を赤色で染めることをせず、元の文章をそのまま残すことにする方法である。自分の文章がそのまま生かされていることで、院生は否定されたという気持ちにはならない。またコメントでは、「スタートとしてはよいでしょう」などの評価を入れており、十分でない箇所を指摘する場合であっても、「インタビューの利点の1つは、探究の機会があることなのですが、あなたはここでそのチャンスを見逃したようです」と、院生の原稿を認めたうえで、対話的に提案するのである。

学術的な厳密性が必要とされる研究論文を指導する場合であっても、成人学習論に裏打ちされた対話的な論文指導ができるという考え方、皆さんはどのように受け止めるだろうか。

_{第2節} 経験省察型のレポート・論文の壁とは

　第2部では、対人関係専門職がまとめるレポート・論文を、実践・臨床の現場から出発し、厳密性よりは実践への適切性を重視する「経験省察型」と呼べるものにする提案を行った。これは理論・学術界の先行研究から入り、研究の厳密性を志向する「仮説検証型」とは異なるものである。

対人関係専門職は学問の創造に貢献する

　第2部の説明を別の観点でまとめるならば、対人関係専門職は、現職研修でのレポート作成や、学術的な論文作成などをとおして、その理論や学問が、従来とは別の実践的な理論と学問として、新たに創造されていくことを示していると言うことができる。

　教育学についてであるが、以下は、看護学や社会福祉学などを含む、対人関係専門職が土台とする学問が、第1部第1章で指摘されていたような「遅れてきた学問」ではなく「高度な総合的学問」になることを示している。

　教育学は、二流学問どころか、きわめて高度な総合的学問であり応用学問であるということになるだろう。哲学と実証と実践が、絶えず相互に関連し支え合う必要があるという意味で総合学問であり、その学知の実践的価値が絶えず問われるという意味において、応用学問でもあるのだ[1]。

　高度な総合的学問の創造は、学術的な研究者のみが独占できるものではない。わが身を実践と臨床の場に置き、実践的な適切性を考慮し、省察的実践サイクルのらせん的な展開を進めながらレポート・論文をまとめる対人関係専門職は新たな学問を切り拓いており、その点に自信をもってよいのである。

レポート・論文作成の順番ごとの確認

　表2-16に、対人関係専門職が省察的実践者、成人学習者、また学習支援者として、自らの実践の質の改善を求めるレポートや論文のあり方をまとめている。これは、第2部全体の「まとめ」として、省察的なレポートや論文の作成の順番に即して、問いかけや考え方として活用することもできる。

6

経験省察型のレポート・論文をまとめ、活用する

表 2-16　省察的な記録・レポート・論文のあり方

記録・レポート・論文の種類
- 記録・レポート・論文については学術的なものから実践的なものまであることを理解し、自身の目的に沿った形式を選択することができている
- 経験省察型の記録・レポート・論文を書くことで、実践の省察を行うことができている

課題の省察的な絞り込み
- 規模と実行可能性などの「形式的」な絞り込みをしている
- 資料・先行研究の検討など「理論的」な絞り込みをしている
- 経験、信念、メンタルマップの省察など「内面的」な絞り込みをしている
  ※内面的絞り込みを理論的絞り込みの前に置くのもある

省察的な研究デザイン
- 「第1章」では研究背景、資料・先行研究の検討に加え、自己の経験の省察も取り上げる
- 次に、研究対象者、研究方法、研究倫理について記載している
- 研究方法では、さまざまな研究方法、およびその混合的方法も含め、省察的な研究目的に沿ったものを選択している
- 相手とのかかわり合いについて研究するうえで、質的研究の採用が多いことを理解している
- 厳密性よりも、相手との信頼関係・関係性の構築をふまえ、研究論理申請を行っている

省察的なデータの取り扱い：厳密性と適切性
- 量的研究でも質的研究でもデータの「厳密性」が重視される点を理解している
- 対人関係性をめぐるものは、厳密性と合わせて、実践に即した「適切性」が大事になることを理解している
- 言説研究・観察研究・GTAといった研究方法でも、厳密性とデータの適切性を軸にしながら考えている
- アクションリサーチを選ぶ場合、アクションリサーチは、自分の実践をめぐる省察的実践の研究であること、したがって、実践的な適切性がより重視されることを理解している

省察的な分析・考察・結論
- 分析段階で、実践的な適切性を重視しつつ、厳密性にも配慮している
- 分析・考察段階で、科学的根拠や客観的なデータ以上に「実践に基づくエビデンス」を重視するという考え方に立っている
- 考察段階では、いっそう実践的な適切性に視点を置き、実践につながる「厚い記述」を実践している
- 結論段階では、当初の研究目的やリサーチクエスチョンに即して、また実践的な適切性に即して省察的に結論をまとめている
- 研究成果は学術雑誌への投稿などと合わせて、実践・臨床の場への還元を心がけている

省察的なレポート・論文のまとめをめぐる壁

　対人関係専門職が、自らの専門職性を高めるために、現職研修や学術的なレポート・論文をまとめる際には、厳密性と適切性をめぐる葛藤をはじめとするさまざまな「壁」があること、それらの壁を乗り越える姿勢を持ち続けることを提言したい。**表2-17**は、レポート、論文をまとめる際のさまざまな壁の存在と、その壁を乗り越えるポイントとなっている。

表2-17　対人関係専門職にとっての壁を乗り越えるポイント

実践のなかから問いを立てる際の壁を乗り越える

➡実践的な適切性が大事になるが、実践から問いを立てるだけでは、実践のなかにひそむ本質的な問題を取り出しにくいという壁を乗り越える
- 実践や臨床の現場が「沼地」であり、不確実な内容を含むことを理解する
- 科学の知がわざや臨床の知より高いことが前提になるのを乗り越える
- 研究が省察による暗黙知の言語化プロセスになるように努力する
- 思い込み・先入観（メンタルマップ）への気づきと変容を進める
- 問題の解決より本質的な問題の設定になることに注目する

データにおける「厳密性」対「適切性」をめぐる問題を乗り越える

➡データの収集と分析の段階では、厳密性と適切性の関係とバランスが大事になる。厳密性に流れそうになるという壁を乗り越える
- 技術的熟達者としての科学的な厳密性が重視される傾向を理解し、省察的実践者としての適切性が軽視される可能性を乗り越える
- トライアンギュレーションなどで厳密性と適切性をともに担保する

技術的熟達者向けの指導を受けるというプレッシャーを乗り越える

- データ中心主義、科学的なエビデンス中心主義のかけ声のプレッシャーにひるまずに向き合う
- 研究方法・研究倫理・研究成果が省察的実践を意識したものとなっている

実践への還元をめぐる壁を乗り越える

➡考察段階や研究成果を還元する段階では、厳密性に注目しつつも実践に照らしての適切性の吟味が大事な意味をもつようにする
- 研究成果を実践と臨床の質の改善に役立てようとしている
- 学術のことばで書かれた論文内容を実践のことばに翻訳して伝える

第3節 実践・学び・研究をつなぐために

　本書の副題は、「実践・学び・研究をつなぐために」となっている。

　第1部では「対人関係専門職における学び」として、対人関係専門職である読者が省察的実践者として、また成人学習者として学び続けることについて検討した。

　第2部では「省察的なレポート・論文をまとめる」として、対人関係専門職がレポートや論文をまとめる際に、書くことの意味、どのような順序で何を意識してまとめるのか、特に科学的な厳密性と実践的な適切性をどのように意識しながらまとめるのかについて検討した。

　それでは第1部と第2部を貫く基本的なメッセージはどのように考えることができるだろうか。副題の「実践・学び・研究をつなぐ」に焦点を定めながら、考えていきたい。

実践と学びのつながり

　対人関係専門職が技術的熟達者ではなく、省察的実践者であるということを述べてきたが、それは、対人関係専門職は専門的な知識や技術をかかわり合う相手にあてはめるのではなく、自らの実践について、相手とのかかわり合いについて、絶えず「省察」という営みをとおして「学ぶ」ことを意味している。

　対人関係専門職にとっては、省察を媒介することで、自らの実践と学びはつながっているということができる。

学びと研究のつながり

　自らの実践について、また相手とのかかわり合いについて学び続ける営みは、1回の省察的実践サイクルで終わるわけではない。省察的実践サイクルはらせん的に展開し、その都度省察をしては、さらによりよい実践に向けて学び続けることになる。

　省察的実践サイクルのらせん的な展開という作業には、第2部第1章で述べたように、語ることや書くことが不可欠な要素になっている。書く作業であるレポートや論文をまとめることは、一般には研究と呼ばれている。しかしそこに、実践の省察を媒介にしていくことにより、すなわち、経験省察型のレポー

トや論文をまとめることにより、レポートや論文という「研究」も、省察的実践サイクルのらせん的な展開に位置づくことになる。実践と学び、学びと研究はそのままつながっていくことになるのである。

実践・学び・研究のつながり

　対人関係専門職にとって、以上のように、実践と学び、研究は別々のものではない。省察や省察的実践を軸に据えることで、実践と学びと研究は、同じことの言い換え程度の違いしかないと言ってよいだろう。

　実践が学びであり、実践が研究である。学びが研究であり、学びが実践である。そして研究が実践であり、研究が学びである。このつながりが自然に意識され、納得して体得していくこと、対人関係専門職にとっての信念や価値観に位置づけることで、対人関係専門職が実践者であると同時に本当の意味での学習者、研究者になっていくし、そうなってほしいと心から願っている。

　筆者自身にも課せられた課題である。

文献
1）苫野一徳：学問としての教育学. p.15, 日本評論社, 2022.

6

経験省察型のレポート・論文をまとめ、活用する

第3部

実践と研究をつなぐ指導
実務家教員のことば

　第3部では、対人関係専門職の大学院生を指導している大学院教員・論文指導者のありようについて取り上げて検討する。その際にここでは、通常の構成ではなく、実務経験を経由して教員となったいわゆる実務家教員が、筆者の科研費調査内でのインタビューのなかで発した「実践のことば」をピックアップしてみたい。

　研究者教員は、大学院で修士号や博士号を取得するなど、いわゆるアカデミック・キャリアを経由している方々が多いことから、「厳密性や学術性を意識した」レポート・論文を課し、またその指導をしている方が多い。これに対して実務家教員は、研究者教員との議論のなかで、学術性の影響を強く受けながらも、実務家ならではのわざや臨床的な知を発揮した論文指導を行っている。いくつかの発言は、第1部、第2部の本文および【コラム】でも取り上げている。

　取り上げる大学院教員の「実践のことば」は、2018（平成30）年度から3年間にわたって実施された、筆者を研究代表者とする『「経験省察型」卒業論文・修士論文指導モデルの開発研究』（平成30年度〜令和2年度基盤研究（C）（一般））で、初年度に実施したインタビュー調査に基づいている。

　ここではその一部として、実務家教員5名のことばを取り上げる。

　いずれも、大学院名や教員名を匿名にして、半構造化インタビューを実施したが、このとおりの順番によるインタビューではない。インタビュー記録は録音し、テープ起こしをしたうえで、本人にも文章を確認していただいた。質問項目は、主に、以下のようになる。

- 個人属性（学歴、実務経験、大学院での肩書など）
- 対人関係専門職の大学院生にとっての教育環境（ハード面）
- 大学院での教育・研究の理念
- 対人関係専門職大学院生（社会人大学院生）の特性
- カリキュラムと実践研究の位置づけ
- 修士論文とリアクションペーパー（課題研究）
- 論文指導上の工夫と課題

　以下、特に私のほうで整理しないままに物語りを掲載する。ことばのはしばしに、対人関係専門職であった経験を生かし、わざ、経験知、臨床の知に裏打ちされた論文指導観や教育観が見えてくる。また、自分の専門分野の学問、学

術研究に対する姿勢にも気づくだろう。そこから何を読み取るのかは、私たち自身の研究観の問題になるのではないだろうか。

私立教育系大学院（修士課程・通学制）

個人属性
小学校の国語教師としての経験から

　私自身、小学校教師の経験があってから、大学の教員になりました。小学校教師になりたてのときは試行錯誤しながら、自分の教育実践を模索していました。最初の４年間くらいはともかくよい授業をということで、教育の技術を求めていくだけでした。モデルとなる先生の授業をまねたりしました。そのプロセスのなかで少しずつ、教師としての信念がつくられてくるのだと思います。いつも技術か信念かで気持ちが交錯していました。

対人関係専門職大学院生のための教育環境
夜間開講ではなく通常の昼間に開講

　子ども教育学研究科は修士課程、通学制で昼間に授業を開講しています。昼間というのは平日開講ということです。そのため、社会人大学院生が２年間休業して通うのは難しいと思いました。理事長の考えで昼間開講になりました。なお、本学の経営経済研究科は３年ほど本研究科より開講が先行しており、現在も博士課程までつくりましたが、そこでは夜間開講をやっています。

奨学金制度と授業料免除

　私が所属する大学院生はストレートマスターが中心ですが、成績優秀な入学者には奨学金制度があります。年間３名の枠で、２年間毎年66万円の授業料が免除されます。学内進学の学生の場合には入学金もいりません。理事長が社会奉仕と申しており、社会に貢献しなければということで始めました。社会貢献のほか教育学部の競合という問題もあります。教員養成系の学部のある大学は、○○県内の学部に限っても、国立大学法人が１校、私立大学は３校あります。教育実習は相乗り状態です。

専門職養成の教育理念

スクールリーダーの養成

　私は子ども教育学研究科の設置にかかわり、準備室の段階から動いていましたので、その間ずっと考えていたのが、「スクールリーダー」のことです。実践家であるスクールリーダー養成が、修士課程である子ども教育学研究科の教育理念になります。研究職をめざしたいという学生は、博士課程まで進むのですが、修士課程段階では、スクールリーダーを養成することが第一の大きなねらいでした。

カリキュラムと実践研究の位置づけ

自分なりの教育実践理論をつくる

　スクールリーダーの養成と関連して、ストレートマスターでも、現職の先生が入学されても、教育実践を基にしながら、それをもう1回振り返って、実践力も高めるということもねらいになりました。教育実践力とは、自分の教育実践を振り返り、改善し、「自分なりの教育実践理論をつくる」力という意味です。教師の技（わざ）や実践力と言われますが、それは教育の知識や技術を取り込むことではないと思います。自分の教育実践理論をつくっていけばいいのです。教師は暗黙知が多いので、暗黙知をいかにそれを名実あるものにするかがポイントになります。

認知心理学の理論とフレームとの関係

　私自身、よい授業をめざして何か理論や学問がほしいと思い、認知心理学を読みあさっていた時期がありました。国語教育でいえば「スキーマ理論」を研究したこともありました。そういうなかで、この部分は確かだ、この点は言えるといったことはありました。ただ、心理学でも認知心理学でもそうですけど、研究にすると一般化してしまいますからね。この子は違うなというところがあると、どうしたらよいかとなります。そうこうするうちに4年生ぐらいになると、スキーマ理論の発達段階では説明がつかなくなることがわかってきました。

向山洋一から斎藤喜博・武田常夫へ

　私は、大学の先輩である向山洋一さんの法則化運動が盛り上がっていた時期に、小学校教師になりました。ただ、向山先生の考え方はどうも肌に合いませんでした。これはすごいと思ったのは、やはり国語の斎藤喜博です。教員になってから斎藤喜博をずっと読んできました（斎藤喜博『授業』[1]など）。斎藤先生の授業は全然見ていませんが、出てくる文言１つひとつに、これがそうだと反応していたのです。また、斎藤喜博の弟子だった武田常夫さんの国語教育にもずっと惹かれていました。武田先生のもの（武田常夫『真の授業者をめざして』[2]など）を読むと、これは斎藤先生が言われることを具現化しているのだと思いました。私にとって武田先生は斎藤先生の通訳者だったのです。

大村はまの国語授業について

　私はやはり、はじめのうちは大村はまの国語の授業はついていけず、駄目でした（大村はま『日本の教師に伝えたいこと』[3]など）。私にとってはやはり、何よりも武田常夫さんでした。その点は、私が身につけてきた信念があり、その信念を変えてまでのフレームづくりはうまくできなかったのだと思います。だから学生にも斎藤喜博のフレーム、武田常夫のフレーム、大村はまのフレームなどを提供し、検討してもらい、「君はどっちのほうかな、どう考える、どうやって授業をするのかな」と問いかけていく。これは、私にとっても勉強になります。

自分なりのフレームをつくる

　「教育実践研究特論」という演習でめざしていることは、ドナルド・ショーンの言う認識の枠組み研究、いわゆる「フレーム研究」ですね。アカデミックな研究とまでは言えないけれど、教師はみんな、教育実践を行う土台となる「フレーム」をもっているのではないかとショーンは言います。教員や教員志望の院生がもっている「フレーム」を広げること、つくっていくことが教育の実践理論になると思います。斎藤喜博にしても武田常夫にしても、授業記録が残っていますので、それを院生と一緒に読み合います。そして、この発想はどこから出てきたのか、そもそもなぜこの教え方が出てくるのと議論し合うのです。

　また、たとえば今は、アクティブラーニングが流行していますが、アクティ

ブラーニングという教育技術を取り入れれば、すぐによい授業ができるわけではないでしょう。院生は、自分なりのフレームに気づいて磨いていく、あるいはよいフレームを自分のなかに取り入れていく、そのなかで必ず、それはこうじゃないかということが出てくるのです。

模擬授業で自分のフレームを鍛える

「教職実践演習」をカリキュラムの最後のほうに置いています。これは3人の院生がグループで担当します。実習が終わってからの演習なので、今度は私たちが生徒になるから、君たちがわれわれやほかの院生に授業をしてほしい、そのための指導案をつくるようにと、私たちは指導します。模擬授業をやると、一方的にしゃべり続ける院生も出てくる。そうすると、「それでは聞いている人がわからないのではないか」と言いますが、そうすると自分の教育や授業について考えるようになります。また、「教育技術とは何か」という大きなテーマでディスカッションをすることもあります。院生は参考書を用いて、まとめてきますが、「それで君は本当にわかったのかな」と言うと、院生は考え直します。ほかの院生たちからも、「それでは実習では通用しないのではないでしょうか」とか言うのですね。

修士論文とリアクションペーパー（課題研究）
学会での2種類の論文

教師教育学会をはじめ教育系の学会でも、今は、研究論文と実践論文という分け方をしています。私は、日本教育工学会に入会していますが、実践論文の要項のできた最初の頃は、誰がそれを査読できるのだろうか、大学の先生は実践論文の査読はできるのかと議論になったことがありました。読者が一定程度納得できるようなデータをどれだけ付けているか、また結局は、この論文が他の教師が読んで役立つものになっているかかという観点を基準にすることで落ち着きました。

先行研究や研究の引用について

教師がまとめる論文に対しては、「引用のテクニックがないから駄目だ」という評価がよくありますが、授業というのはもともとほかのよい授業を模倣す

るものです。よいものであれば、だれからもどこからも借用していい。授業には著作権はないのです。そこには自由な発想があります。場合により教材についても、よいものは自分の教材ということはありえるのです。その点からすると学術論文の作法は、学校の先生にとっては慣れないところがあるように思いますね。

論文指導上の工夫と課題
修士論文指導をめぐる教員同士の意見交換

　修士論文指導では、発表会の後での意見交換会を年2回やっています。発表会では教員全員からコメントをもらい、その後で教員だけで話し合います。発表者は5名くらいですので、指導の仕方などもじっくり話し合えます。指導教官だけでなく、演習担当の教員からも意見をもらえるのです。

私立国際関係系大学院（修士課程・通信制）

個人属性
実務家から大学教員に

　以前、JICAの研究所長を務めており、いくつかの職場の経験を経て実務家教員として、こちらの大学の教員になりました。

対人関係専門職大学院生のための教育環境
東京会場でのスクーリング

　連合国際協力研究科は市内のキャンパスで授業をしていました。しかし通信課程なので、院生は市内や県内に限りませんし、実習もないので、基本的にはスクーリングは東京で開講したほうがいいのではないかとなりました。私が研究科長になったときですから、3年半前になります。おかげさまで、院生がかなり増えてくれました。

教育理念
実務経験を学問的に整理する

　本研究科では、院生の皆さんが本当にプロフェッショナルとして育ってくれ

るような指導を行っていると考えています。実務経験のある方は、それを出発点としながらも、これまでは結構自分の経験がすべてと思い込んでいるところがあります。それを、いろいろな理論的フレームワークや政府方針、国際機関である国連とか世界銀行、IMFとか、OECDなんかがどういうふうに考えているのか、どういうふうに見ているのかというのに触れてもらうようにしています。そこでいろいろな気づきが生まれます。

　また、国際協力の研究科でも、おかげさまで多様な背景の院生が集まっていますので、ディスカッションをとおして気づくのです。教員にとっても気づきがあり、学びの機会になっています。たしかになるほどと思いますね。

対人関係専門職大学院生の特性

青年海外協力隊経験者の参加

　連合国際協力研究科では、東京の○○を会場にしたことと募集広報戦略を変えたこともあり、青年海外協力隊経験者が多く来るようになりました。基本的に、国際協力の経験のあるプロフェッショナルが増えてきてくれました。今年度も9人入学、うち5人が協力隊経験者で、例年半分または半分以上です。2年生はインタビューする方を含めると5人で、7人のうち5人が協力隊経験者です。最初からいらっしゃる先生方からは、「大学院生の属性が変わってきた」と言われます。

カリキュラムと実践研究の位置づけ

個別指導の徹底

　毎週土日に実施となると、出席率が問題になり、出席日数で単位が出せないなど、いろいろ困ることが起きてしまいます。そこでなるべく拘束する時間を短くするように工夫していますね。土日の代わりに、私は個別指導を徹底的にやる方針です。指導学生には、朝7時から夜の11時までは電話、メール、いつでもいいですよ、365日その時間はオープンにしているからハングアウトでつないでいいですと言っています。

東京での自主勉強会の開催

　私は東京に家があるので、月に1回は戻っていますが、帰ったときに、土日

の昼か夜に関係者が集まり、自主勉強会というよりは食事会みたいなのをやっています。ご飯をいっしょに食べながら、今、研究で悩んでいることやレポートを書いていて悩んでいることを聞いてアドバイスしています。先輩たちや卒業生も来てくれたりしますので、いろんな人たちが、「○○先生のレポートはある程度書いてあればいいよ」とか、和やかな雰囲気で語ってくれますので、緊張していた現役院生も、少しずつ肩の力が抜けるようです。そういう配慮はしていますね。

院生とはこまめに連絡をとる

　社会人はこちらが油断すると、多忙のためレポートの課題をやってこないことがあります。「これもうやりましたか？」とたえず確認しないと、レポートの提出が危ないですし、一番大変なのは修士論文です。言葉は悪いけれど、魚をわなに追い込む感じでしょうか、やる気エリアへ運んでいかないといけません。「忙しくても毎日30分は何かを書いてみる、週末だけ集中すると嫌になるので、毎日少しずつ書いてほしい」と声をかけ、追い込まないといけないと考えています。

修士論文とリアクションペーパー
研究方法について

　私のゼミ生には「地域調査法特論1」と「地域調査法特論2」で質的研究を学んでもらい、さらに量的分析SPSSの使い方を学んでもらいます。統計学もきっちりやってもらいます。フィールドワークについては、実際に出かけて、2時間くらいかけて話を聞き、持ち帰って議論をしたりします。上手な院生は20サンプルぐらい取ってきて、それをSPSSに入れてみたらこうでしたとかまとめます。なんとかうまくできるようです。ただ、やっぱり統計を最初から嫌う人がいるのは事実です。

研究方法は自分で決める

　私はみなさんに明確に、「質的研究をやろうが量的研究をやろうがどっちでもいいですよ」と言っています。ただ、研究方法としてあまり評価をしないのは文献研究だけの研究です。いわゆる本や論文を読んで、それをまとめるとい

うのは、私自身としては悪くないと思うのですが、やはり実務能力の向上をめざし、卒業後にプロフェッショナルとして生きていくためには、文献研究以上に統計を知らないといけませんし、アンケート調査などの意識調査をまとめる必要があります。

　質的調査で私がアドバイスをしているのは、エスノグラフィーです。エスノグラフィーなりインタビューを取って、それをまとめるとどういう問題関係図になるかということですね。何がコアな問題なのかとか、どういう課題があるのかを明らかにして、ちょっとした提言をまとめてもらうことをやっています。

論文指導上の工夫と課題
出張での履修指導

　出張指導というのは、社会人大学院生の場合はキャンパスに来られない、来るだけの時間が取れないことがあり、そのままだと通信課程のために引き込もってしまうのですね。そこでたとえば私が院生のいる、北陸地方のある都市に出かけて、半日課題レポートの書き方の指導をしたこともあります。「まず結論を書く、自分の考察部分は何パラグラフで、普通は3つぐらい書いて」などです。

論文の書き方の指導

　社会人大学院生のなかには、論文の書き方のコツがわからない方がおられます。社会人生活が長いと、論文をまとめるのは難しいみたいです。私たちは完璧に書きなさいとは言っておらず、「自分の関心とか自分の視点で書いてくれればいい」と言いますが、言葉だけではわからないようなので、ほかの学生の論文の見本や私が書いた昔のレポートを見せながら、こういうふうに書けばいいと指導しますと、スーッと行きますよね。それが1つの事例です。

先行研究の絞り込み

　「先行研究を読みなさい」と簡単に言うと、「先生、先行研究を100も200も読んでみたのですが全然まとまらないのです」と言われることがよくあります。その場合には、「あなたのこのテーマに合ったものだけをいくつか選んで、2つか3つでよいので、徹底的に読み込んでください」と指導します。それ

で、先行研究のレビューを書けばいいのだから」と指導します。論文をたくさん読んでも、つかみどころがわからないことがあるようですね。

問題関心と先行研究とのずれ

　ストレートに大学院までいった、アカデミックな教員などは、本当の意味での国際協力の現場は知らないので、「先行研究でどこがエアポケットになっているか、マトリックスを作成し、エアポケットの部分を研究するのは当然だろう」と言われます。でも、社会人にはピンと来ないようです。「私のやりたいテーマはこれなんです」という反応です。私は国際協力の現場に長くいましたので、純粋の学者ではなかったので、学問でいろいろなことが言われるのはわかっているのですが、院生には、「あなたの問題意識に関する先行研究というのはないだろうと思う」と話しています。たとえば、ある院生の研究テーマが「途上国におけるトイレの活用」だったのですが、私も、誰も研究してないわけですからね。

思い込みに気づく指導

　スクーリングでの論文の中間発表会では厳しいコメントが出ることがあります。1年生は発表が15分間、2年生は20分ですが、質疑応答が10分間あり、厳しい質問が飛び交います。私は「みんな通過儀礼だと思ってください」と言います。でもその一方で、「この点はどういうふうにしたらよいと思う？」と尋ねることで、本人に気づいてもらうようにしています。私が全部教えても論文は書けないので、院生が自分で気づいていくよう指導しています。

メールでのやりとりには注意する

　ときには、院生と質問を受けた先生がメールでヒートアップすることもありますね。一方、院生同士では、たとえば、「非常におもしろい発表で、こういうテーマは自分の研究に生かせるかなと思った」「ところで、どういうふうにして調べようと思われるのですか」など、お互いに学び合おうとしているのです。これに比べると先生からの会場でのコメントも、メールでのコメントも厳しいものが多く、ショックを受けてしまうようです。そこで、研究科長である私が仲裁することもときおりあるのです。それにしても、論文指導をめぐって

のメールは本当に怖いですね。メールはけんかの温床になるので。

指導教官のコメントの重視という約束事

　私たちの研究科は教授会でいろいろと議論して、ルールを決めました。いろんな先生からコメントをもらうのは、研究者のたしなみとして重要ではあるけれども、その結果A、B、C、D、Eというオプションがある場合には、最終的には指導教員のコメントと指導にしたがうというようにしました。そうしないと、院生が混乱してしまうので。

土日を利用した集中指導

　働いている人たちこそが土日に私の研究室に来ます。ですから、土曜日一日とか、日曜日一日、ここのキャンパスが閉まっていても、朝から晩まで6時間ぐらいは指導を行うことがあります。あとは、論文を仕上げるために子どもが生まれたお母さんが赤ちゃんとおばあちゃんと3人で、5回来た学生もいます。大阪からここに来るので、日帰りとしても、朝6時ぐらいに家を出て、家に帰るのが夜の9時とかになるって言っていました。何とか書き上げてくれました。

JICA職員の経験・暗黙知をもとに指導することもある

　アカデミックな先生たちは「学問知」、「形式知」のほうが得意ですし、それはそれでよいのです。私のような実務経験のある教員は、実務の世界の舞台裏で政策決定がどうなされ、実務を動かす人や現場で汗を流している人たちがどう動いているか、その人びとをどうマネジメントするかといった「暗黙知」を身につけているので、それを院生に伝えることができます。

　一口に暗黙知といっても、「国家の安全保障」も、その対概念であり、私の専門分野でもある「人間の安全保障」も、国際協力の世界で仕事を続ける以上は、自分の言葉で言語化して説明できるようにと言っています。「人間の安全保障」は従来の、国や国際協力機関によるトップダウンの開発では駄目で、地域の人びとが自ら主体となって行うという、ボトムアップの開発をめざしています。この点は、スクーリングやテキスト理解ではなかなか深まらないので、フェイス・トゥ・フェイスでディスカッションしています。

原稿に赤を入れる赤ペン先生

　私たちはよく、「とにかく1行書いてきてください、1行書いてくれれば、私たちが赤入れて、1パラグラフにするから」と言います。また、「1パラグラフがあったら、1ページにしてあげるから。1ページあれば5ページぐらいに膨らませるから」とも言いますね。要は文章と文章の間が飛んでいる部分を埋めることは、私たちは得意だということです。でもそうでもしませんと、社会人の方には修士論文の書けない人が多いです。3分の1ぐらいの方は自分で書きますけども。赤ペン先生をやらないといけないという、難しい問題がありますね。

私立福祉系専門職大学院（専門職大学院・通学制）

個人属性
実務経験を基に学位論文をまとめる

　私は学部しか出ていません。ずっと福祉の現場をやってきました。たまたまこの大学で実務家教員の公募が出ていたので、応募して採用されました。こちらに応募したのは、実務家だから専門職大学院で働きたいというのがありました。一方で、研究者出身の教員から下に見られる感覚があり、私にとっては悔しい思いもありました。あとは、自分自身が現場でやってきたことを何か形にしてみたいという思いもあり、一念発起、学位論文を書いてみようと思いました。

対人関係専門職大学院生のための教育環境
都心のサテライト・キャンパスでの開講

　メインの本校舎は都心から離れていて、駅からさらにバスで行かなければならない所ですので、社会人大学院生を夜間にそこまで来てもらうのは難しいという判断がありました。このサテライト・キャンパス自体は、もともとは本学の建物ではなく独立した介護福祉専門学校でした。その介護福祉専門学校が募集停止をし、オーナーがうちの大学で使ってくれないかと譲渡したのです。サテライト・キャンパスができたのが2010年のことで、使い始めてまだ8、9年目です。それまではずっと、大学院も本校舎でやっておりました。

大学院は両方のキャンパスで

　木曜日と金曜日の6限・7限に2コマは都心のキャンパスでやっています。土曜日は本校舎とこちらと両方使っています。院生たちからは、行き来の不便さから「都心のサテライト・キャンパスに統合してほしい」と言われるのですが、ここは小さな建物で、ここに教員の研究室や図書館を設けて、事務部門までもってくるのは無理があります。向こうに本校舎があり、教室だけサテライト・キャンパスという形で認めてもらっていますので、両方を使わざるをえない。本校舎で半分くらいはやっています。その点は設立の認証評価を受けた際に指摘されています。

2つのコースの統合

　福祉マネジメント研究科は、もともとは福祉施設の管理運営などを扱う、主に経営者や管理職層の方がいらっしゃる福祉マネジメントコースと現場で当事者の方に直接向き合うフロントラインの実践者向けの福祉ビジネス系コースの2コース制でやっていました。統合した理由は、どちらにとっても組織の運営管理は学ぶべきであるし、来ている方たちの平均年齢は42歳で、みなさん大方中間管理職なのですね。係長とか課長の立場にいる方たちなので、人材育成はみんなが取り組むべきことだということになりました。御多分に洩れず、福祉介護現場は人手の確保が難しくなっていますので、現場のフロントラインで対象者に向き合うための実践力向上と、自分たちで組織してチームを回していく力を、合わせて学習しようということで、コース制をやめて福祉マネジメント研究科としました。

専門教育訓練給付制度と1年制コース

　訓練給付金は、その大学院での最短のコースでないと認められないという規則があり、1年課程しか認められないことがわかりました。1年課程で現職者が継続しながら来られるようにできないかということで、少し工夫をしたのが時間割配置です。従来は、ゼミなどを含めて昼間にも授業をしていましたので、1年で全部単位を取れたのですが、昼間の講義科目をなくし、平日の金曜日については、年間をとおして少なくとも10回年休を取れれば来られるようにしました。あとは夜と土日になります。来年度の時間割については、10回

をさらに減らし、他の枠をなるべく使い、年間8回にしました。仕事をしなが
ら通えるということで、時間割構成を苦労しながら考えていったのです。「平
日はこれだけ来れば1年間で単位が取れます、1年で単位が取れるならば専門
教育訓練給付費でかなりの額が戻ってきます」と説明できるようになりまし
た。教員チームとしては背水の陣だったこともあり、みんなが一致して事に当
たれたということでしょう。

専門職養成の教育理念

ショーンの省察的実践の理念の共有

　異なる領域の教員チームのなかで、三輪先生が翻訳されたショーンの『省察
的実践とは何か：プロフェッショナルの行為と思考』[4]は、読んでおいたほう
がいいよということで、みんなで読みました。やはり、「省察的実践というの
は、われわれがめざす、専門職大学院の理念だよね」という意味において、教
員間の意識を共有するために使わせていただいたのです。

対人関係専門職大学院生の特性

中間管理職が多い

　平均年齢42歳で中間管理職層が多いので、自分自身が事例研究、事例検討
の場面に参加し、こういう形で後輩たちにスーパービジョンをしていけばい
い、コンサルテーションはこういうふうにしていけばうまく展開していく、
ファシリテーションはこういうふうにやるのだ……、そういうことを学んでい
きます。そして、大学院で学んだことを早速職場に還元する人はいます。

カリキュラムと実践研究の位置づけ

実践の省察について

　授業では何よりも、「実践を省察すること」（リフレクション）を中核に置い
ています。質の高い福祉実践に有益な知識や理論を獲得したうえで自らの実践
を振り返り、省察したものを記述し、概念化し、評価し、次なる実践に結びつ
けるといった、個のサイクルを意図的に展開できる人材の育成をカリキュラム
方針に据えています。「実践の省察」を重視するのは、座学で授業を受ければ
よいだろうと考える大学院生がいるということが背景にあります。そこで彼ら

のような大学院生には、「省察をとおして自らの課題に気づき、取り組み、その課題に取り組むことをとおして、自分自身が能動的に何をやるのかを見つけることがいちばん大事だ」と述べています。

「実践の省察と評価」の位置づけ

　省察を大事にしようということは、新入生たちには最初に語りかけていますし、新入生が全員集まって最初に受ける授業の1つが、「実践の省察と評価」という科目になっています。要するにみんなが実践者なので、次のことを述べています。「あなたのなかに経験知はあるはずだ、それは暗黙知のままであるかもしれないので、自ら振り返り考えていきましょう。ただ、どうしても持論我流になってしまうので、その持論我流を他の人に検証してもらうことが必要でしょう。ここでは大いに語ってください。語るだけじゃなくて文字にしていきましょう。だから、みなさんにはこれからどんどん文字にしていただきます。その文字をお互いに資料にして、お互いを一番の導き手としてお互いの体験を考慮しましょう。その意味ではまな板に乗るつもりで、自分自身の事例をそのまま出してください。その事例も支援した援助の事例だけじゃなくてチームの事例、法人経営に関する事例など、さまざまな事例を出してもらい、それを組織内では常識ではあっても、外から見たときにどれだけ非常識に映るかということを、お互いに検証しましょう」。

「実践研究方法論」の位置づけ

　実践の省察と評価と合わせて実践評価科目となっているのが前期の最後に受講する「実践研究方法論」です。ここでは、研究は「まな板に乗るものにしましょう」と言っています。その意味は、クジラを捕ってこようとしても無理だから、取りあえずマグロ一本釣れるのかどうか、カツオ一本釣れるのかどうか、さらにそれをしっかり料理できるのかということになります。「最終的にはお皿に乗った料理で見せてください」と言っています。研究者としてではなく、自分の身の丈に合ったものを探究していくのです。

「実践事例研究」の位置づけ

　「実践事例研究」という科目は、子どもと家庭福祉、障害者支援、高齢者支援などに分かれていますが、実践事例は基本的に、現役院生から出してもらいます。現在取り組んでいる、あるいは座礁しそうになっている事例を取り上げる、すでに過去の事例ではあるけれども、鉛のように自分にしこりが残っている支援事例などを語ってもらいながら、何をどうすべきだったのかとみんなで考えるようにするのです。

卒業生から学ぶ「実践課題研究」

　修了要件としては、実践課題研究報告書をまとめます。その指導では、新年度初めに、卒業した修了生に語りに来てもらうようにしています。今年度は4名に来ていただきました。それぞれに、自分は実践課題研究として何に取り組み、どういう成果を得たかということを報告してもらいます。報告を聞くなかで、新入生たちも次第に、そういうことをやるんだなと思うようになります。同じ領域であれば、たとえば高齢者領域であれば、言われていることはもっともと感じることを根拠とかデータをもって示せているのがすごい。現場の体感としては理解できることを、あのように言われると説得力があることを実感していくのでしょう。

研究者教員と実務家教員

　研究者の経歴の方で研究大学院から専門職大学院に来て授業をもつと、みんな「おもしろい」って言うのですね。研究大学院の授業に、専門職の院生も参加できることになっているのですが、そうすると、「専門職の院生が来ると授業が活発になっておもしろい」と言ってくれます。現場のリアルな話として、「でも先生、昨年の制度改正からこうなっていますよ」と言われて、教員のほうがオタオタすることもあるようです。専門職大学院の授業を受け持つとなると、結構冷や汗が出ると言われることもあります。その意味では、研究者教員と実務家教員はお互いのよさを認識し合っていると思います。

スズメの学校からメダカの学校へ

　ここはスズメの学校ではなくてメダカの学校で、誰が教師か生徒かという世

界ではなく、ともに学び合う空間であると言っています。とはいえ、最後は成果物を出さなければならないため、そういった点の指導や支援はしています。でも基本的にみんなのなかに、それこそ現場のなかで言語化されてない経験知・暗黙知がたくさんあるはずなので、それをお互いにぶつけ合わなければいけないという方針で授業をしています。

修士論文とリアクションペーパー（課題研究）

実践課題研究報告書

　講義や演習で得た知識を生かしながら、自らの実践上の課題に取り組み、実践課題研究報告書としてまとめます。

論文指導上の工夫と課題

先輩のグッドプラクティス・ベストプラクティスから学ぶ

　私のゼミは今年まだ行けてはいないのですが、ゼミによってはOB、OGたち、あるいは現役生の職場を訪問するというゼミもあります。百聞は一見にしかず、その人の働いている場所、そこで取り組んでいることを見せてもらう。また、ベストプラクティスといえるようなOB、OGのところを訪ねていって、現役生にそれを伝えてもらう。あるいはゲストスピーカーとして来ていただき、そこでの実際のありようを伝えていただくこともあります。

研究方法論は身の丈にあった基礎的なものに

　みなさん研究者ではないので、また調査のための資金もあるわけではないので、大規模な量的な調査は無理です。でも、身の丈に合った方法で、誰を対象にどういうことならできるのかを考えてもらうための研究方法を教えています。たとえば、質的研究でインタビューというのがありますが、インタビューとは何かと問いかけます。インタビューの際にはこういったことがあり、そのままにするとこういうバイアスが生じますといったことを示します。また、ビフォー・アフターで少しアンケート的なものを取り入れることや、ちょっとアクションリサーチ的な取り組みで、その後どう変わったか、それによって当事者の方からどういう反応があったというような、そういったものも取り上げます。さらにグループでディスカッションしながら、座学もやりながらです。そ

れを繰り返しながら8コマのなかでいろいろな研究手法のエッセンス、しかも身の丈の合ったエッセンスを押さえて提示すると、前期でしっかり学んだ人は、これだったらできると思うようになるようです。

自分のポジショニング・ミッションを考えさせる

インタビューの仕方でもアンケートの取り方でも、それについてゼミで検討していくなかで、みんな少しずつ、調査を行う意味やとらえ方が変わってきます。なかには、相手を完全に客体化してやろうとする傾向も出てきますが、それでも、「私がやるわけだよね」というところの、自分自身の立ち位置とかポジショニングについては、とても大事にしています。報告会をお願いするときには、「自分のポジショニングを語ってください、私は何者で、どういうことをやっていて、今の組織のなかでどういう位置で、何をなすのが私のミッションなのか」を語ってもらうようにしています。

実践課題研究報告書の書式を用意する

実践課題研究報告書には、私の作成したフォームがあり、それをワードでみんなに提供しています。原則として、ここにはこういったことを書いてくださいと例示してあります。ここでは、「目的を書く」「目的はできるだけワンセンテンスで言えるのがよい」「結果と考察は分けましょう」などと説明しています。A4判程度で、原則「8ページ以内」としていますが、指導教員が認めれば10ページまでは許容しています。

論文の閲覧は可能

提出された報告書は外部に配布はしていません。それでも本校舎の図書館においてあります。また、このサテライト・キャンパスの2階には学習スペース、ラウンジがあり、そこに常時置いてあります。禁帯出ですが、社会人大学院生は見ることができるようになっています。

私立経営系大学院（MBA課程・通学／通信制）

個人属性

シンクタンクから教員へ転身

　私はシンクタンクという民間の業種にいました。そこは政策がらみの話をしていることが多く、成果についての実感がなかなかつかめない職業ではありました。これからの経営者を育てるというのは、成果が見えるという点ではやりがいがあります。学生といってもうちの場合、全員社会人ですが、いろいろなことが変わっていくのが目に見えるというのはよい仕事だと実感しています。

対人関係専門職大学院生のための教育環境

英語のプログラムの受講

　日本語の科目のプログラムを受講している人にも、希望があれば単位の上限はありますが、英語のプログラムを受講することができます。反対に英語のプログラムの人が、「この科目は日本語で受けたい」と言えば日本語のプログラムで受けることもできます。また、「自分は英語ができるけど、英語は会社で毎日使っているので、学校では日本語で受講します」と言う人もいます。「この科目は英語で受けたい」という人もいます。このようにいろいろなパターンに対応しています。

科目の複数開講と振替受講

　要望に応えるために、同じ科目を複数開講しています。たとえばマーケティングというクラスはマーケティングＡ、Ｂ、Ｃと３つ開かれています。ある受講生がマーケティングＡに登録し、３回目が出張に当たったというとき、マーケティングＢやマーケティングＣの同じ日の授業に振替し、受講できるという制度です。忙しいビジネスパーソンが、出張が多くて最後まで受けきれなかったということを極力なくすように、ありとあらゆる制度をつくっているというのが実態です。

専門職養成の教育理念

アカデミックな学びの枠を超える

　枠を超え、常にビジネスの現場で成果を上げ続けるために、経営理論を実務で使いこなす「応用力＝実践力」をトレーニングすることにこだわっています。

対人関係専門職大学院生の特性

勉強会や異業種交流がさかん

　私たちのところで学ぶ院生たちは、授業以外での交流もさかんです。自主的な勉強会やクラブ活動があります。私たちはタッチせず、彼らが自主的に、勝手にやっていることです。思考系や志系の授業、ディスカッション中心の授業をするので、自然に交流は増えるのではないでしょうか。

カリキュラムと実践研究の位置づけ

「思考」系のクリティカル・シンキング科目

　選択必修科目に「クリティカル・シンキング」(思考)と、必修科目に「リーダーシップ開発と倫理・価値観」(志)の科目を置いています。まずクリティカル・シンキングという考え方で、昨今ではどこの学校でもクリティカル・シンキングもしくはロジカルシンキングを提供していますが、この言葉を世の中に流通させたのが、まさに私たちの経営大学院なのです。大学院になる前、民間のビジネススクールであったときから、論理思考力、クリティカル・シンキングにこだわってやってきました。

　思考系の「クリティカル・シンキング」を置いた理由は非常にシンプルです。レポートを書いてもらうと、上手下手がはっきり分かれることから、日本人は、論理的に構成して日本語でまとめるという技術をトレーニングされてないのではないかということがあります。そうであるならば、ファイナンスとかマーケティングとかアカウントとかをやる前に、基本的な部分をトレーニングしないと根無し草になってしまうということで、クリティカル・シンキング、論理思考とライティングを大事にしています。

　基本的にははじめに結論を書いてもらう。また3つ以上の根拠で支え、根拠のなかには事例を入れるということです。クリティカル・ライティングをしておかないと冗長な文章や、いつまでたっても結論が出てこない文章になるの

で、まずはトレーニングしましょうということです。

「志」系のリーダーシップ開発と倫理

　私たちはシンプルに、学校の3つの教育理念として、能力開発をしてください、ネットワークをつくってください、志を磨いてくださいという話をしています。能力開発というのは、科目を受講してビジネスの知識を得る、知恵を得るということです。1人でできることなど1つもないので、信頼できる仲間をつくろうというのが2つめです。個人として能力を高め、一緒にやる仲間を得たとき、ある種の武器を手にすることになるわけです。

　この武器を手にした人がそのうえに何が必要かとなると、正しい道筋もしくは正しいベクトルです。なぜなら、武器をもっていても、これを悪用することも可能だからです。

　たとえば"不正会計"など、その武器を悪用する人もいるので、論理的思考能力を用いて、自分はビジネスパーソンとして何を世の中に還元したいのか、何に貢献するのかを研ぎ澄ますことも大切になってきます。それが、志系の「リーダーシップ開発と倫理・価値観」の授業を必修科目にした理由です。私たちの大学院では、MBA取得が学びのゴールではないのです。このようにして思考系と志系の科目を学んでから、選択科目の経営学の学修へ進みます。

経営学などの学問体系をそろえるよりは現場に落とし込む知識を提供する

　経営学の授業ですが、学問体系に即しながら、あくまで現場に落とし込んで、現場の人が理解できるような、実務に使いやすいものを中心に提供しています。経営とは何かというと、結局は「人を動かしている」ということです。必ずしも最先端の、ややこしい学問や研究が現場で役に立つかというと、そうでもなかったりします。いくらこれは正しいからって言っても、相手が理解できない理屈を投げかけても意味がないのです。この経営学がよいとか悪いとかというより、経営学の学問体系のうち実務で使いやすいものを中心にお伝えしています。使ってもらってなんぼなのですね。また、専門職大学院ですから、学生は論文を書くわけではないので。

予習とディスカッション中心の授業

　教育方法も、すべての科目が学生同士や教員とのディスカッション中心です
し、ケース（企業事例）を検討し合うケースメソッドを採用しています。一般
には座学で先生が90分話をし、質疑応答して終わることになります。われわ
れは範囲を決めて、関連する参考書や資料を読んできてもらい、それに対する
自分の意見をもって参加してもらいます。授業ではずっとディスカッションを
し、プレゼンをして突っ込まれる。次の問いについてディスカッションし、プ
レゼンをしてまた突っ込まれるということを連続でやるスタイルです。会社で
の会議や役員会でも役立つような、ある種の実践性を高めることになります。

ケース（企業事例）を用いた授業

　昨日の私の授業で取り上げたばかりのケースは、次のようなものでした。
「メルクという会社が、失明をもたらす病気に効く薬を開発しました。でも、
アフリカの奥地に住んでいる人には購入するお金がありません。自分がメルク
のCOEだとして、この薬を人びとに無償配布すべきかどうか、考えてみま
しょう」というケースです。私はこれを問いとして投げかけるのですが、学生
には、「これこれしかじかの理由でやるべきではないか」、いや反対に、「これ
これしかじかの理由でやらないほうがよいのではないか」というディスカッ
ションをしてもらいます。その後、各自にプレゼンテーションしてもらうので
す。私は正解や回答を用意してはいません。

レポートと評価

成績評価をめぐって

　MBAを取得するためのコースということもあって学位論文を課していない
ので、授業ごとの学生評価が大事になります。評価は科目ごとに微妙に異なり
ますが、4割はクラスでの発言で、発言の量と質をカウントします。これも、
ビジネススクール的に言えばグローバルスタンダードでどの学校も行っていま
す。残りの半分ぐらいがレポートで、残りの1割が各回でケースが10本ある
とすれば、それぞれにアサインメント（いわゆる宿題）を出してもらいます。
それは次の授業のための予習でもあります。予習のレポートを出し、クラスに
臨み、発言をし、そのコース全体のレポートを出してもらう。この4点セット

が成績の構成要素になります。

授業評価と指導の改善

アンケート調査によるケースのブラッシュアップ

　私たちは授業については常にアンケート調査を行っていて、そのフィードバックを受けて、カリキュラム開発や個々の授業の改善をしています。経営大学院としての規模が大きくなりましたので、いろいろなことをシステマチックにやるようになりました。たとえば、3月に卒業したときに卒業生にアンケートを実施します。そして一番よかったコース、一番悪かったコースを洗い出す。また毎回クラスが終わった後に、どの教材が一番学びが多く、どの教材が一番学びが少なかったかについても全部アンケートを取ります。それらを集計すると、今年のベストケース、ワーストケースが出てくるわけです。

　ワーストケースの上位3位ぐらいまでについては、来期に向かって、ケースを入れ替えていこうとなるのです。このほかにファカルティグループ（教員）、たとえばマーケティングのファカルティグループといった人たちにも、学校として一定のルールを課しています。「何年以上前のケースが何割以上にはならない」というルールです。古いケースで埋められることを、仕組みとして排除しています。

教員のファシリテーション能力を高める

　教員のファシリテーション能力は、社会人大学院生の能力を引き出せるように教えることのできる能力のことです。この能力を教員にもしっかり求めています。教員に関しては5点満点のアンケートを行い、4.4以下のシーズンが2回続くと、研修を受けなければなりません。

　「教授」という肩書による判断ではなく、教育サービスの受け手である学生が不満を表明していることが長期に続くならば、研修を受けていただくというシンプルな考え方に立っています。

私立経営系専門職大学院（専門職大学院・通学制）

個人属性
「翻訳者」としての実務家教員の役割の大切さ

　院生もマネジメント経験のある社会人ですし、私などの実務家教員も、実務家としての経験があります。実際に会社を経営してきた、コンサルタントをやってきたという人間です。要するに、研究者の先生と実務家の学生との間をつないでいるのが、私たち実務家研究者という位置づけだと思っています。両者の間には「翻訳」、トランスレーションが必要になります。その役割は組織としてはMBAコースであり、個人的には実務家教員だろうと思います。

専門職養成の教育理念
将来の経営者を育てること

　ここは研究大学院ではなく、あくまでも専門職大学院です。ですから、私たちの場合には、「将来の経営者を育てる」という理念が明々白々です。したがって、「将来の経営者を育てる」という位置づけで、カリキュラムも授業も、それから論文指導も含めて全部を組み立てるようにしています。

ファミリービジネスとスタートアップビジネスの継承者を育てる

　今は、経営一般だけではなくて、「ファミリービジネスの継承者を育てましょう」ということも掲げています。その関係で、「スタートアップビジネス」にも注目しました。これはベンチャーとは少し違い、社内起業やファミリービジネスのときの第二創業をイメージするビジネスです。今から3年前、イーパスという国際認証にチャレンジしました。EFMDというヨーロッパ系のビジネススクールの団体の単科大学、単科コース系のことで、全学ではなく研究科で取れるものです。おかげさまで、日本で初めての認証プログラムを取得することになりました。

対人関係専門職大学院生の特性
中小企業関係の方々の参加

　教授会では、私たちは零細企業として自らの形を見つけていかなければなら

ないという議論が出ました。わずか十数名の専任教員の陣容では総合 MBA で
ハーバードとかに戦いを挑んでも勝てるわけがない。あちらは 100 名、200 名
とかの先生がいるわけです。そうだとすれば、日本や東アジアの風土に合った
専門領域で、私たちの勝てるところをということで、「ファミリービジネス、
アンド、スタートアップビジネス」を決めました。すでに入学し始めています
が、これからは中小企業の跡とり息子や娘が、社会人大学院生として増えてく
るはずです。

カリキュラムと実践研究の位置づけ

教員同士での侃々諤々のディスカッション

　教育方針や論文指導の方針については、専門職大学院の教員間での共有が大
切だと思っています。私が本学に移ったのが大体 10 年ぐらい前ですが、その
点については、結構侃々諤々やりましたね。なお、一番大変だったのは、実務
家出身で研究者になったという教員だったかもしれません。自分はもう実務家
ではない、研究者であるということをすごく強く打ち出されようとしていまし
た。

経営学と実務とのかい離をとらえ直す

　経営学は「学」とは言っていますが、これはもともとエンジニアリングです
から、サイエンスではないと思います。私はよく、「経営学をサイエンスだと
思う人は大問題だ」と言っています。これまでの経営学は、バーナードにして
もドラッカーにしても、実務と学問（経営学）が近かったのです。でも、最近
流行の経営学はアメリカ流の統計学が中心で、実務からどんどん乖離していま
す。ものすごく狭いクエスチョネアに対して、統計的に言うとこうであると言
うのですが、こうした論文は、経営者はまず読みません。強い口調になってし
まいましたが、いったい誰のための論文なのかと思ってしまうのです。研究者
ために論文を書いていて、経営者のためになってないわけです。

　それに比べると、アメリカの経営学者などは器用なので、論文で書くとき
と、一般向けで本を書くときで、全然違うものを書くわけです。結局はもとに
戻りますが、私たちは「誰を育てているのか」になります。それを明確にする
ことで、解は出てくる。私たちがめざしているのは、経営学を学問として履修

するのではなく、将来経営者になったときに振り返って役に立つような論文を
まとめてもらうことです。研究科の教員同士で、私たちはどんな学生を育てよ
うとしているのだろうと議論した結果、やはり「経営者を育てる」という結論
になりました。その集大成としての修士論文はどうあるべきかと考えたら、
「読み手の1人が将来の自分」となったわけです。

ケーススタディの重視

　学習法として、ケーススタディを非常に重視しています。すべての科目に
ケーススタディがあり、先生は全員ケース講義をもっています。ハーバード流
のケーススタディ・スタイルも試しましたが、試みるうちに、日本人に合うも
のとして、教員がケースを紹介し、お互いにグループワークで検討し、全体に
戻す日本流のケース・メソドロジーにしています。私はこうしたオリジナルの
ケースメソッドで教えています。

リフレクション・ラウンドテーブル

　リフレクション・ラウンドテーブルは、もともとヘンリー・ミンツバーグ
が、「コーチング・アワセルブズ」というプログラムを作成されたのですが、
私はミンツバーグ先生から直々にライセンスを受けました。「コーチング・ア
ワセルブズ」は、日本人にはなじみがなく、言いにくいので、「リフレクショ
ン・ラウンドテーブル」に変えました。ラウンドテーブルについては、『あた
たかい組織感情：ミドルと職場を元気にする方法』[6)]にまとめています。

修士論文とリアクションペーパー
論文の字数

　私たちは、名目上は修論（修士論文）と呼んでいます。でもその実態は、修
論ではありません。たとえば、字数で言うと大体50,000字前後です。20,000
字が最低ラインで、「20,000字以上は書いてね」と言うのですが、大体50,000
～60,000字でしょうか。

論文の基準は学術性ではなく経営者になっても役立つもの

　研究のオリジナリティや、学術的な成果ということを求めても、ここでは多

分無理でしょう。私たちは、社会人大学院生がこれから先、経営者になったときに振り返って役に立つような論文ですね。もちろん優秀論文は公表しますし、将来の研究者として育てることもありですが、半分ぐらいの目的は将来、自分が経営者になったときに、「そういえばああいう勉強したな」と言えることでしょうと、私たちは決めています。基本的には、目的意識を明確にすることによって、おそらく論文の意味が変わってくるものでしょう。修士論文の場合には、研究者として必要不可欠な学びができているかどうかが基準になっていくのでしょうけれど、こちらの場合は要するに、まったく関係ないことだなと判断しました。

論文の代わりに事業報告書も認める

ここでは論文というカテゴリーのなかに、研究論文的なものだけでなくて事業計画書も入っています。これは私ではなく大学が決めたルールです。専門職大学院の経営課程では、事業計画書も課題報告の一部であるとなっています。実際にはそれほど多くありませんが、何名かは論文の代わりに事業計画書をまとめる人がいます。

税理士試験免除のための論文

特殊事情もあり、80名中20名ぐらいが税理士試験を受ける学生たちです。税理士試験の一部免除のために税法のゼミを取り、論文をまとめるのです。彼らの論文は財務省が審査することを目的に書いているので、論文というよりは決まったお作法どおりに判例を分析するものになっています。そこに論文としてのオリジナリティは求められていない。いいテーマを見つけ、作法どおりに判例を分析し、結論を導き出すことですので、その点ではプラグマティックです。税法の社会人の方々は基本的にはプラグマティックに考えるというのが作法として1つあります。

ファミリービジネス系の実務課題の論文

ファミリービジネス系の学生の論文は多くの場合学術的なものではなく、必然的に自分の会社の将来計画や、今の会社で解決しなくてはならない課題に関する研究になったりします。ですから、それを前提に論文を認めていかなくて

はいけないと思います。

論文指導上の工夫と課題
テーマ設定に数か月かける

　研究テーマの設定には4月から夏まで時間をかけます。入学するときから研究計画書を書いてもらいますが、勉強する間にテーマ自体が変わってきます。そして、授業で参考になる文献を読み合うなかで、だんだんとテーマが明確になってくるようです。論文というのは学術論文ではなく、一般向けの文献を読み合うことが多いですね。

文献理解と夏のゼミ合宿での絞り込み

　授業では2週間に1本ぐらいずつの頻度で、文献発表をしてもらいます。そこから次第に、各自で問題意識を絞り込んでいきます。議論が中心で、ダイアログのなかで徐々に問題意識を気づいてもらうのです。そこが、指導の指導たるゆえんかなと思っています。夏合宿は7月の早い段階で実施します。合宿で初めて、テーマと目次の概要を発表してもらいます。7月の早い段階で合宿をし、明確に「これとこれをやっておこうね」と言って、9月を迎えるようにしています。秋学期は、徹底的に論文進捗を詰めていく感じになります。

「実践のことば」から──まとめに代えて

　実務家教員の論文指導に関連する「実践のことば」を拾い上げる内容になっているので、客観的なまとめはここでする必要はないかもしれない。第Ⅲ部の読み手が大学院教員であり、対人関係専門職の論文指導を実際に担当している方々であるとするならば、実務家教員の「実践のことば」と自分自身の論文指導とを照らし合わせて省察するとよいだろう。

　皆さんが対人関係専門職の読者である場合には、レポートや論文を指導する人が研究者教員であるのか、実務家教員であるのかを見極めながら、それぞれの立脚点を理解しつつ、対人関係専門職の立場から、教員との対話を繰り返していく姿勢が必要になる。以下は、実務家教員の実践のことばの例になるので、自分のレポートや論文執筆と照らし合わせて確認してみよう。

- 実践のフレーム（認識の枠組み）

- 先行研究による絞り込み

- 思い込みに気づく

- 暗黙知に気づく

- 実践の省察と評価

- 志系の科目（経営への志）

- ケース（企業事例）を用いた授業

- 翻訳者としての実務家教員

- リフレクション・ラウンドテーブル

　みなさんは、どのような実践のことばが印象に残っただろうか。

文献
1) 斎藤喜博：授業——子どもを変革するもの．国土社，2006．
2) 武田常夫：真の授業者をめざして．国土社，1990．
3) 大村はま：日本の教師に伝えたいこと．筑摩書房，1995．
4) D・ショーン著，柳沢昌一，三輪建二監訳：省察的実践とは何か——プロフェッショナルの行為と思考．鳳書房，2007．
5) グロービス経営大学院著，田久保善彦監修：志を育てる——リーダーとしての自己を成長させ，道を切りひらくために．東洋経済新報社，2011．
6) 野田稔，ジェイフィール他：あたたかい組織感情——ミドルと職場を元気にする方法．ソフトバンククリエイティブ，2009．

あとがき

　振り返ってみると、私自身は研究者としてのキャリアが長く、対人関係専門職として仕事をしながら学び続けるという経験はあまりしていない。そのような私が本書をまとめようと思った背景には、大学・大学院の教員として多くの対人関係専門職と接してきた貴重な経験があるためである。

　星槎大学共生科学部でも、大学院教育実践研究科（専門職学位課程）、教育学研究科（博士後期課程）でも、対人関係の仕事をしながら通信課程で学び続ける方々に出会い、学びの支援をするなかで、私自身も多くのことを学ぶことになった。

　毎回の授業やゼミでは私は、ディスカッションの題材だけを提供し、参加者同士が対人関係専門職としての共通点、そして違いについて、経験をふまえて話し合いを続けていた。本書は、そうした学生・院生と教員という垣根を超えた学び合いを続けてきた経験と、私がこれまで刊行してきた書物や翻訳書をつなげてまとめたものである。

　特に原稿の段階で、改善点や感想を述べてくれた今井長寛、上原奈々、生方歩、小嶋希、谷島玲子、大和広美、山口紀子の院生・研究生・修了生に深く感謝したい。

　私は、対人関係専門職の学びの支援にかかわってきた先生方からも、さまざまなアイディアを学ぶことができた。特に看護教育の領域では小出智一先生、佐藤紀子先生、陣田康子先生、前川幸子先生、安酸史子先生がおられる。教育学の分野では、第1部の**表1-1**である教師の資質・能力の6層は、本書の各所で触れられているが、対人関係専門職の実践・学び・研究の核となるこのアイディアは、星槎大学大学院教育学研究科長の今津孝次郎先生の書物に依っている。また、長年にわたり星槎大学大学院教育実践研究科教授・研究科長として教育実践研究・実践研究とは何かを考え続け、対人関係専門職の院生の論文指導に尽力されてこられた故 大野精一先生もいらっしゃる。

　大野先生は、私が星槎大学大学院に赴任する前の2012年に、監訳者の一人として刊行したドナルド・A・ショーン『省察的実践とは何か』の書評を紀要（教育総合研究〔日本教育大学院紀要〕第5巻）にまとめられたご縁がある。

　生前、私は大野先生に、院生の多くがショーンの言う「沼地」で四苦八苦しつつ自らの実践の改善に努力しているが、なかには、ある院生が、「誇りをもって仕事をしている現場を沼地とは失礼ではないか」とショーン批判をしたエピソードをお伝えしたことがあった。高校教諭の経験がある大野先生は、私の報告を聴かれ、一言、「沼地ですか、よい言葉ですね。現実は沼地ですし、沼地には這い上がるという気概も感じられますね」と述べられた。その表情と、静かながらも毅然とした一言が今でも印象に残っている。対人関係専門職の実践の本質を本当にわかっておられると思ったのである。

　最後に、厳しい出版事情でありながらも、本書の趣旨を理解し、「深い意義があると思います」と述べて、出版へと結びつけてくださった医学書院『看護教育』編集部の番匠遼介氏に深く感謝したい。

　2023 年 1 月吉日

三輪 建二

索引